COCINANDO
CON
CHABÁN

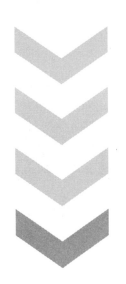

75 recetas saludables
con sabor latino
para lograr
y mantener
tu peso ideal

COCINANDO CON CHABÁN

ALEJANDRO CHABÁN

ATRIA ESPAÑOL
Nueva York   Londres   Toronto   Sídney   Nueva Delhi

ATRIA
ESPAÑOL

Un sello de Simon & Schuster, Inc.
1230 Avenida de las Américas
Nueva York, NY 10020

Primera edición en rústica de Atria Español, febrero 2019

ATRIA ESPAÑOL y su colofón son sellos editoriales de Simon & Schuster, Inc.

Para obtener información respecto a descuentos especiales en ventas al por mayor, diríjase a Simon & Schuster Special Sales al 1-866-506-1949 o al siguiente correo electrónico: business@simonandschuster.com.

La Oficina de Oradores (Speakers Bureau) de Simon & Schuster puede presentar autores en cualquiera de sus eventos en vivo. Para obtener más información o para hacer una reservación para un evento, llame al Speakers Bureau de Simon & Schuster, 1-866-248-3049 o visite nuestra página web en www.simonspeakers.com.

Fotografía por Ángel Rodríguez

Diseñado por Esther Paradelo

Impreso en los Estados Unidos de América

10 9 8 7 6 5 4 3 2

Datos de catalogación de la Biblioteca del Congreso

Names: Chabán, Alejandro, 1981– author.
Title: Cocinando con Chabán : 75 recetas saludables con sabor latino para lograr
    y mantener tu peso ideal / Alejandro Chabán.
Description: Nueva York, NY : Atria Español, 2019.
Identifiers: LCCN 2018032985 (print) | LCCN 2018033582 (ebook) | ISBN
    9781501155048 (eBook) | ISBN 9781501155024 (pbk.)
Subjects: LCSH: Cooking, Latin American. | Low-fat diet—Recipes.
Classification: LCC TX716.A1 (ebook) | LCC TX716.A1 C43 2019 (print) | DDC
    641.598—dc23
LC record available at https://lccn.loc.gov/2018032985

ISBN 978-1-5011-5502-4
ISBN 978-1-5011-5504-8 (ebook)

CONTENIDO

INTRODUCCIÓN

Bienvenido a *Cocinando con Chabán*, mi primer libro de recetas y tu primer recetario latino saludable! Este libro que tienes en tus manos es para mí una meta lograda porque por fin puedo reunir y compartir contigo unas recetas saludables y *sabrosas* que te ayudarán a bajar de peso y transformar tu cuerpo, tu mente y tu vida.

Comer es uno de los mayores placeres que existe porque nos llena de alegría, satisfacción, recuerdos y nos brinda un momento especial para compartir con nuestras familias y amigos. A su vez, si no sabemos elegir bien lo que ingerimos, así como su debida porción, una comida que normalmente sirve para alimentarnos y nutrirnos fácilmente se nos puede transformar en una bomba de tiempo.

Desde pequeños hemos aprendido hábitos alimenticios que no necesariamente apoyan una vida sana. Por un lado nos atascamos con comida procesada llena de químicos y calorías sin saber que esta no solo nos puede generar libras de mas sino también otras enfermedades. Por otro lado, en vez de prestarle atención a lo que nos dicen nuestros cuerpos, aprendemos a comer con los ojos y con los sentimientos y nos atiborramos con porciones enormes en busca de consuelo en momentos difíciles de la vida.

Esto último es un tema clave que afecta a muchas de nuestras vidas y que exploré a fondo en mi libro anterior, *Dime qué comes y te diré qué sientes*. Allí encontrarás los pasos necesarios para desligar la comida de las emociones y aquí, con este recetario, aprenderás a disfrutar de comidas saludables, en porciones adecuadas. Porque justamente esa es una de mis metas para ti con este libro: que descubras que hacer dieta no significa que tienes que privarte de todo lo rico y aceptar sólo comidas insípidas. ¡Todo lo contrario!

Durante años intenté batallar mi sobrepeso con todas las dietas habidas y por haber y, como muchos de ustedes, poco a poco empecé a asociar esas comidas de pocas calorías —que supuestamente me ayudarían a alcanzar mi peso ideal— con unos platos sin colores ni aromas ni sabores atractivos. Si ya de por sí comprometerse a hacer una dieta es difícil, hacerlo con comida que no nos gusta lo vuelve casi una tortura insoportable. ¿Pero sabes qué? ¡No es necesario renunciar al sabor para reducir tu cintura!

Acá descubrirás que, siguiendo la guía de nutrición de Yes You Can!®, puedes hacer dieta comiendo platos inolvidables como los Tacos de fruta con crema (página 9), el Mofongo de camarones (página 56) o la Hamburguesa de pescado con salsa tártara (página 108), recetas que te gustarán tanto que ¡llegarán a ocupar un puesto en tu lista de comidas favoritas!

¿Por dónde empezar? Por aprender a comer las porciones adecuadas y planear y cocinar las comidas por adelantado para que no te agarre el hambre desprevenido. Óyeme, yo no soy ningún chef, simplemente soy un ex gordito a quien le encanta saborear la comida y se negó a aceptar que las dietas tienen que ser desagradables. Por eso me puse como meta elegir nuestras queridas recetas criollas y encontrar la manera de hacerlas más saludables para nuestros cuerpos sin quitarles esa sazón que me vuelve loco. Para lograrlo, me asesoré con los mejores chefs y nutricionistas para descubrir los ingredientes necesarios y las medidas justas para crear un recetario que tanto tú como yo podamos usar en nuestro diario vivir. Quiero que juntos aprendamos a disfrutar de comidas con gusto y buenas para nuestra salud.

En Yes You Can!® hemos descubierto y demostrado que se puede llevar una dieta sabrosísima comiendo las cinco comidas diarias (desayuno, *snack*, almuerzo, *snack* y cena), dentro de un plan de 1.500 calorías diarias, distribuidas de la siguiente manera: desayunos y cenas alrededor de 350 calorías cada una, los almuerzos de alrededor de 500 calorías y los *snacks*/meriendas de alrededor de 150 calorías. Con este libro y el plan de Yes You Can!® ya no tienes que sufrir hambre ni sacrificar la sazón de tus platos preferidos. Estas recetas son fáciles, económicas y un festival de sabores y colores para tus sentidos, y además te brindarán los nutrientes, las vitaminas y los minerales que necesitas para bajar de peso o para mantener un peso saludable.

Como si eso fuera poco, al final de cada receta encontrarás la información nutricional que te enseñará cuál es la porción adecuada de cada receta para bajar de peso. Ten en cuenta que el requerimiento calórico de cada persona puede variar y dependerá de muchos factores, como la edad, el género, la tasa metabólica basal (relacionada con la cantidad de masa muscular) y la actividad física diaria, entre otros. Como no hay dos personas iguales en este mundo, el peso saludable de cada cual dependerá de su caso particular. Por eso, antes de comenzar cualquier dieta, es muy importante consultar con tu médico o un profesional de la salud.

Si decides seguir el plan de Yes You Can!® para bajar de peso, tienes que recordar lo siguiente al usar este recetario: estas recetas son realmente deliciosas, pero ojo, ¡*no son intercambiables!* Es decir que los platos que encuentras en el capítulo de almuerzos no los puedes comer a la hora de cenar y viceversa. ¿Por qué? Porque, siguiendo el plan de Yes

You Can!®, a la hora de cenar no puedes comer carbohidratos, algo que te explicaré un poco más a fondo en el capítulo de las cenas. Puedes encontrar más información sobre todo esto y descubrir aún más recursos para transformar tu vida en YesYouCan.com.

¡Por fin ha llegado la hora de tomar conciencia de lo que ingerimos y aprender de nuevo a comer bien! Eso sí, desde ya te lo digo, se trata de comer delicioso y sano desde la alegría, dándole a la mesa y a este sagrado momento de Dios, el carácter feliz, sociable y generoso que debe tener. La idea es celebrar un momento rico con tus seres queridos, siendo la mesa y la hora de desayunar, almorzar o cenar un espacio que apartamos en nuestras vidas no solo para comer sino para compartir historias y crear nuevos recuerdos felices. ¡¿Y qué mejor que asociar estos nuevos recuerdos con comidas saludables que tienen nuestro sabor latino, que nos recuerdan a nuestros países, nuestra infancia y el sabor añorado de nuestras abuelas?!

Justamente por eso mismo quise que este libro también fuera un divertido y sabroso homenaje a nuestra cultura latina. Cuando llegué a Estados Unidos persiguiendo mis sueños, probé muchos de los planes de dieta más populares del país buscando bajar las libras de más que había adquirido con la mudanza y el cambio de alimentación, pero ninguna logró satisfacer mi paladar latino. De esa necesidad no solo nació Yes You Can!® sino también, años más tarde, este recetario. Mucha gente que me veía desayunar o almorzar tacos y tamales, me observaba sorprendida y confundida y se me acercaba a preguntar: "¿Y tú puedes comer tacos?". ¡Claro que sí! Pero no son los tacos comprados, están hechos en casa con amor y estas versiones saludables de nuestros platos típicos y tradicionales que tanto añoramos al estar lejos de nuestros países.

Espero que disfrutes de *Cocinando con Chabán* tanto como mi equipo y yo lo hicimos preparando cada una de estas 75 deliciosas y saludables recetas. Adelante, lee, aprende, cocina, comparte y goza de estos platos riquísimos.

¡Tu puedes hacerlo, así que manos a la obra! #YesYouCan!

Tu amigo,
Alejandro Chabán

Desayunos

En este recetario, cada comida tiene una razón de ser para lograr el cambio a la dieta saludable que tanto deseas. Y todo comienza al amanecer con la primera comida del día: el desayuno. A veces, con el ritmo de vida que llevamos, salimos tan apurados de la casa que nos olvidamos de desayunar, o solo nos damos tiempo para tomar un café a toda velocidad mientras nos arreglamos para el largo día que nos espera. Hasta a mí me pasa. Hay mañanas en que me despierto sin un segundo de sobra y solo tengo tiempo para comer unas claras de huevo revueltas antes de salir corriendo a la oficina. Y sin falta, como a la hora, mi cuerpo me empieza a regañar con un dolorcito de cabeza bien molesto, y enseguida pienso: *¡Ay, es porque no comí carbohidratos a la mañana!*

Un desayuno balanceado, con una buena proteína, un carbohidrato y vegetales, es sumamente importante porque es la principal fuente de energía para enfrentar tus actividades cotidianas. Es como ponerle gasolina a un auto. Si sales por la mañana con el tanque prácticamente vacío, se te va a quedar varado a mitad de camino, impidiendo que llegues a tu destino, creando estrés, malhumor y ansiedad en tu vida. Le pasa lo mismo a nuestro cuerpo. Si salimos de la casa sin comer un desayuno balanceado, al ratito vamos a sufrir la falta de fuerza que tanto necesitamos para lograr tener un día próspero y saludable. El desayuno literalmente te balancea el resto del día: te pone de buen humor, te hace sentir satisfecho y te llena de energía. En vez de salteártelo, hazte el ratito necesario para saborear una de estas riquísimas recetas que no solo le brindarán placer a tu paladar, sino que le ofrecerán a tu cuerpo el combustible que necesita para que tengas un día pleno, alegre y exitoso.

MÉXICO

El desayuno en México se toma muy en serio. Es una comida súper completa, variada y colorida… una celebración para los ojos y el paladar. Me encantan todas las recetas que aquí les presentamos, pero confieso que al solo pensar en los Tacos de fruta con crema se me hace agua la boca. ¡Qué rico! Aquí tienes opciones deliciosas y sanas para enfrentar el día repleto de energía.

TAMALES DE POLLO CON SALSA VERDE

El tamal es un plato mexicano de origen indígena, que se prepara con harina de maíz y se puede rellenar con ingredientes dulces o salados. A diferencia de lo que muchos piensan, esta comida resulta ser muy saludable y nutricionalmente balanceada. Esta receta es una excelente fuente de energía gracias a los carbohidratos que aporta, lo que resulta ideal como desayuno o primera comida del día. Aporta vitamina B1, esencial para el metabolismo de carbohidratos y para aliviar problemas digestivos. Los tamales, además, son ricos en ácido fólico, favoreciendo la producción de glóbulos rojos, y al ser rellenos con pechuga de pollo aportan proteína de alta calidad, generando mayor saciedad. ¡Puedes comenzar tus mañanas con un buen tamal!

INGREDIENTES

Para la masa:

2 tazas de harina de maíz (300 g)

2 tazas de caldo de pollo (450 ml)

⅔ taza de aceite vegetal (150 ml)

1 cucharadita de polvo de hornear (5 g)

½ cucharadita de sal baja en sodio (2,5 g)

Para el relleno de pollo:

2 tomates rojos o verdes (105 g)

4 chiles verdes y rojos pequeños (172 g)

⅓ taza de agua (95 ml)

3 cucharadas de cilantro (20 g)

3 dientes de ajo (18 g)

1 cebolla mediana, cortada en cubos muy pequeños (128 g)

3 tallos de cebollín, cortados en rodajitas delgadas (23 g)

1 cucharada de aceite mezclado con onoto (15 ml)

2 tazas de pollo desmechado (400 g)

½ cucharadita de sal baja en sodio (2,5 g)

2 cucharadas de cilantro finamente cortado (12 g)

Para la salsa verde:

2 tomates verdes manzanos, troceados en cubos medianos (300 g)

2 dientes de ajo (6 g)

1 chile poblano fresco (18 g)

1 cucharada de agua (15 ml)

1 cucharadita de sal baja en sodio (5 g)

½ taza de cilantro troceado (20 g)

¼ cebolla blanca (54 g)

¼ cucharadita de endulzante a base de estevia (1,25 g)

1 cucharada de vinagre blanco (15 ml)

20 hojas de maíz para tamal, lavadas, remojadas y secas

PREPARACIÓN

Masa:

1. En una taza grande, batir la harina y el caldo con una cuchara de palo durante aproximadamente 20 minutos o con la batidora hasta que la masa esté homogenizada, 12 minutos aproximadamente.
2. Añadir el aceite a la mezcla sin parar de batir vigorosamente.
3. Una vez que se haya incorporado todo el aceite, agregar el polvo de hornear y la sal, y seguir batiendo hasta que se obtenga una masa homogénea. Dejar a un lado mientras se prepara el relleno de pollo.

Relleno de pollo:

1. Cocinar a fuego medio los tomates y los chiles con el agua hasta que estén suaves, durante aproximadamente 12 minutos. Dejar enfriar un poco y licuar con el cilantro y el ajo.
2. En una sartén sobre fuego medio, sofreír la cebolla y el cebollín con el aceite de onoto hasta que la cebolla se vea dorada. Añadir el licuado al sartén y dejar cocinar hasta que se vea bien dorado, durante unos 10–12 minutos o hasta que se haya reducido gran parte del líquido.
3. Agregar el pollo desmechado y sazonar con la sal. Cocinar durante aproximadamente 10 minutos o hasta que se reduzca el líquido por completo.
4. Quitar del fuego y añadir el cilantro, mezclar y dejar enfriar un poco antes rellenar los tamales.

Salsa verde:

1. Colocar todos los ingredientes en la licuadora y procesar. Rectificar el sabor y, en caso de hacer falta, agregar sal al gusto.

Cómo armar los tamales:

1. Distribuir 1 cucharada de masa en cada hoja de tamal.
2. Colocar enseguida el relleno, doblar el lado izquierdo, los extremos superiores y, por último, el lado derecho sobre el resto de los dobleces y cocer en una tamalera u olla profunda sobre un colchón hecho por las hojas de tamal restantes. Se dejan cocer durante 45 minutos a fuego medio, o hasta que se desprendan fácilmente de las hojas.
3. Al momento de servir, retirar el tamal de las hojas y colocar la salsa sobre el tamal.

Rendimiento: 9 tamales de 153 g + 2 tazas de salsa verde (300 g).

INFORMACIÓN NUTRICIONAL

	En base a 100 g	Porción sugerida*
Calorías	22,5	345
Proteínas	6,6	10,2
Grasas	12,2	18,7
Carbohidratos	22,2	34,1
Fibra	1,7	2,7
Colesterol (mg)	22,8	35
Sodio (mg)	255	391

1 tamal de 153 g y 1 cucharada de salsa verde

ATOLE DE AVENA

El atole de avena es un plato típico de nuestros países centroamericanos, muy nutritivo, que aporta buena energía pero con una baja carga calórica si se consume con moderación (la porción sugerida es 1½ taza). La variedad de fibra que presenta la avena (fibra soluble) es especialmente útil para reducir el colesterol en la sangre. Es excelente fuente de vitamina K, ácido fólico y magnesio (una taza de avena cocida cubre el 100% de los requerimientos de magnesio de un adulto). Este plato logra, además, una saciedad prolongada ya que contiene carbohidratos de absorción lenta y un mayor control de los niveles de azúcar en la sangre. Por estas razones este desayuno es muy recomendado para las personas diabéticas, para quienes desean bajar de peso y para los atletas.

INGREDIENTES

2 tazas de leche de almendras (400 ml)

¼ taza de avena en hojuelas (26 g)

1 palito de canela (2 g)

½ cucharadita de endulzante a base de estevia (2,6 g)

½ manzana o durazno (22 g)

⅓ cucharadita de canela en polvo (2 g)

PREPARACIÓN

1. Colocar en una olla a fuego medio la leche de almendras, la avena, el palito de canela y el endulzante. Una vez que esté hirviendo, bajar el fuego y mover cada cierto tiempo para evitar que se pegue. Cocinar durante 10 minutos aproximadamente o hasta que espese.

2. Al momento de servir, acompañar con la fruta fresca cortada y rociar con canela en polvo.

Rendimiento: 1 porción de 1½ taza (350 g).

INFORMACIÓN NUTRICIONAL

	En base a 100 g	Porción sugerida*
Calorías	56	200
Proteínas	1,6	5,6
Grasas	2,5	9
Carbohidratos	6,8	24
Fibra	0,8	2,9
Colesterol (mg)		
Sodio (mg)	3,4	11,8

*1 ½ taza

TACOS DE FRUTA CON CREMA

Las frutas aportan agua, vitaminas, minerales, fibra y cantidades de nutrientes beneficiosos para el organismo. Por su alto contenido de antioxidantes, las frutas previenen el envejecimiento prematuro de las células, conllevando a una piel más limpia, joven y una mejor calidad de vida. Además, producen sensación de saciedad al contener fibra y agua, lo cual te ayudará a evitar estar "picoteando" todo el día y cometer excesos consumiendo alimentos altos en calorías. Su fibra te ayudará también a regular el tránsito intestinal y evitar el estreñimiento. Nuestros tacos de fruta con crema de vainilla sin harina, azúcar ni lácteos, elaborados con proteína Yes You Can!®, se han diseñado con una perfecta combinación de ingredientes de alta calidad nutricional, ofreciendo un desayuno cargado de energía y proteína que promete ayudarte a bajar de peso mientras aceleras tu metabolismo. ¡Mejor imposible!

INGREDIENTES

Para la crema de vainilla:

2 medidas de proteína de sabor vainilla Yes You Can!® (50 g)

⅓ taza de leche de almendras sin azúcar (80 ml)

Para los tacos:

1 taza de harina de almendras (200 g)

1 huevo (50 g)

½ cucharada de endulzante a base de estevia (7,5 g)

½ cucharadita de polvo de hornear (5 g)

1 taza de leche de almendras (240 ml)

1 sobre de proteína de sabor vainilla Yes You Can!® (24 g)

½ cucharada de aceite de oliva para la sartén

Frutas:

2 tazas de frutas mixtas (fresa, kiwi, durazno, lechosa, moras o cualquier otra de tu preferencia) cortadas en cubos (360 g)

Para servir:

4 palillos

4 cucharadas de almendras tostadas troceadas (32 g)

2 cucharaditas de canela en polvo (10 g)

PREPARACIÓN

Crema de vainilla:

1. En un bol, colocar la proteína de sabor vainilla Yes You Can!® con la leche de almendras sin azúcar.
2. Batir hasta lograr una mezcla homogénea. Reservar.

Tacos:

1. Colocar en la licuadora todos los ingredientes menos el aceite. Procesar y dejar reposar media hora.
2. En una sartén antiadherente bien caliente a fuego medio alto, engrasar ligeramente con el aceite y colocar ½ taza de la mezcla para hacer el taco suave. Redondear la mezcla, dando forma de panqueca delgada, que no llegue a ser tan delgada como una crepe. Dorar por ambos lados. Retirar e, inmediatamente antes de que enfríe, doblar a la mitad consiguiendo una forma de medialuna. Repetir la operación con el resto de la mezcla.
3. Una vez listos los tacos, rellenar con ½ taza de frutas cortadas y traspasar con un palillo cada taco una vez rellenos, para ayudar a mantener la forma.
4. Al momento de servir, rociar cada taco relleno de fruta con la crema de vainilla, las almendras troceadas y la canela.

Rendimiento: 4 tacos de 55 g cada uno, rellenos de 90 g de fruta (½ taza) y 35 ml de crema de vainilla (2 cucharadas).

INFORMACIÓN NUTRICIONAL

	En base a 100 g	Porción sugerida*
Calorías	161	290
Proteínas	7,7	14
Grasas	9,7	17,5
Carbohidratos	10,7	19,4
Fibra	3,6	6,5
Colesterol (mg)	77,7	140
Sodio (mg)	151	271

*1 taco de 55 g + 90 g de fruta (½ taza) + 2 cucharadas de crema de vainilla (35 ml)

PUERTO RICO

Puerto Rico, la isla del encanto y de una cocina criolla con mezcla de sabores sensacionales. Para poder disfrutar de este saborcito caribeño aun estando a dieta, aquí tienes opciones saludables de algunos de esos deliciosos platos típicos. ¿A que no sabías que con Yes You Can!® puedes comerte unas alcapurrias sin remordimiento de conciencia? Pues estoy aquí para decirte que sí, ¡es posible desayunar alcapurrias sanas! Como siempre, lo que quiero es que no solo aprendas a comer saludablemente, sino que también disfrutes de cada bocado. *¡Diantre, qué sabroso!*

EMPANADILLA DE YUCA RELLENA DE LECHÓN ASADO

Esta preparación contiene carbohidratos complejos a partir de la yuca, y por este motivo provee energía resultando perfecta dentro de una dieta equilibrada. Este beneficio hace de este desayuno un plato ideal para deportistas y personas de cualquier edad, incluso para niños en crecimiento y adolescentes en desarrollo. La carne de cerdo tiene un alto contenido de proteínas de un gran valor biológico. Además, su contenido de grasa es moderado, incluso mucho menor de lo que la gente cree. Asimismo el cerdo aporta vitaminas como tiamina, vitamina B6, niacina, rivoflavina y vitamina B12, esenciales para mantenerte sano. Al ser un plato fácil de digerir, su consumo está muy recomendado para personas con problemas digestivos, además de para celíacos o personas intolerantes al gluten. Recomiendo elaborar este plato al menos con un día de antelación, ya que requiere de un tiempo breve de preproducción (ver nota en la página 13).

INGREDIENTES
Para la masa:

2 tazas de yuca pelada, rallada y cocida (392 g)

1 cucharada de aceite de aceite de oliva mezclado con onoto (15 ml), más extra para el envoltorio

1 cucharadita de sazón con cilantro y achiote (5 g)

¼ cucharadita de sal baja en sodio (1,25 g)

Para el aliño:

¼ cebolla (45 g)

¼ pimiento rojo (47 g)

¼ pimiento verde (47 g)

1 diente de ajo (6 g)

1 cucharadita de agua (5 ml)

¼ cucharadita de comino (1,25 g)

2 cucharadas de salsa inglesa (30 ml)

¼ cucharadita de ajo en polvo (1,25 g)

½ cucharadita de sal baja en sodio (2,5 g)

El pernil:

Una pieza de pernil o lechón sin hueso de 400 g

Para el envoltorio:

8 hojas de plátano de 12 × 12 cm c/u (8 unidades)

8 hojas de papel de aluminio de 12 × 12 cm c/u (8 unidades)

PREPARACIÓN

Masa:

1. Precalentar el horno a 350°F (180°C).
2. Colocar la yuca rallada en un bol y añadirle el aceite de onoto, luego agregar la sazón con cilantro y achiote y la sal.
3. Amasar bien hasta que el color sea uniforme, y guardar en la nevera hasta que esté listo el pernil. Se puede dejar preparada la noche anterior.

Aliño:

1. Para preparar el aliño para el pernil, agregar todos los ingredientes en una licuadora, procesar y reservar.

Pernil:

1. Cubrir toda la pieza de pernil con el aliño crudo y conservarlo en la nevera, preferiblemente un día antes o mínimo 5 horas antes de hornear.
2. Precalentar el horno a 350°F (180°C).
3. Colocar la pieza en una bandeja con el aliño, cubrir con papel de aluminio y hornear por 2 horas.
4. Mientras se hornea el pernil, lavar bien las hojas de plátano.
5. Retirar la carne del horno, dejar enfriar y desmenuzar en forma de hilos gruesos.
6. Para el proceso de envoltorio se necesita una superficie limpia. Colocar un pedazo de papel de aluminio, una hoja de plátano, untarle a la hoja un poco de aceite de

onoto, luego agregar la masa (aproximadamente 2 cucharadas) y estirarla sobre la hoja. Colocarle 2 cucharadas de pernil encima de la masa y doblar la hoja de plátano junto con el papel de aluminio. Ir colocando las empanadillas en una bandeja.

7. Hornear por 25 minutos a 350°F (180°C) y servir.

Nota: Cuando prepares esta receta, puedes hacer empanadillas de más para congelar, lo cual luego te ahorrará muchísimo tiempo en la cocina. Si colocas las empanadillas en bolsitas herméticas, ¡pueden permanecer congeladas entre 3 y 6 meses sin problema alguno! En las mañanas que quieras desayunar estas empanadillas, precalienta el horno a 350°F (180°C) y hornea tu porción durante aproximadamente 30 minutos o hasta que la empanadilla luzca dorada, ¡y a disfrutar!

Rendimiento: 4 porciones de 2 empanadillas cada una.

INFORMACIÓN NUTRICIONAL

	En base a 100 g	Porción sugerida*
Calorías	242,2	350
Proteínas	14,1	20,4
Grasas	9	13
Carbohidratos	26,2	37,8
Fibra	1,6	3
Colesterol (mg)	50,4	72,6
Sodio (mg)	267	384

*2 empanadillas de 72 g

ALCAPURRIAS RELLENAS DE CARNE O POLLO

Esta versión de alcapurrias al horno hace de este plato una opción ideal, deliciosa y nutritiva para bajar de peso ya que con menos de 260 calorías, ofrece un desayuno saludable, completo y balanceado. El plátano utilizado para la masa de las alcapurrias es un carbohidrato importante como fuente de energía, y además aporta vitamina B6, vitamina C, ácido fólico y minerales como el magnesio y el potasio. La carne de res o pollo aporta suficiente cantidad de proteína para mantenerte saciado en la mañana y activar el metabolismo. Esta receta es libre de gluten por lo que puede ser consumida por personas celíacas.

INGREDIENTES

Para el relleno:

¼ cebolla (32 g)

1 diente de ajo (6 g)

¼ pimiento rojo (30 g)

¼ pimiento verde (30 g)

4 ajíes dulces (20 g)

1 tallo de cebollín (2 g)

½ tallo de apio (6 g)

1 cucharada de aceite de oliva (15 ml)

Carne de res molida o pollo (200 g)

1 tomate (110 g)

½ taza de agua (100 ml)

1 cucharadita de sal baja en sodio (5 g)

1½ cucharada de cilantro finamente picado
   (6 g)

Para la masa:

2 plátanos verdes, pelados (290 g)

1 diente de ajo grande (7 g)

3 cucharadas de aceite de oliva con onoto
   o achiote (45 ml), más extra para hornear

1 cucharadita de sal baja en sodio (5 g)

Papel encerado

PREPARACIÓN

Relleno:

1. Cortar en cubos muy pequeños la cebolla, el ajo, los pimientos, los ajíes, el tallo de cebollín y el apio. Otra opción puede ser agregarlos a un procesador o licuadora todos juntos.

2. En una sartén calentar el aceite sobre fuego medio durante 1 minuto y sofreír la mezcla anterior hasta que se cocine, sin que se dore.

3. Agregar la carne o el pollo y mezclar bien para que se combine con el resto de los ingredientes.

4. Agregar el tomate, el agua y la sal y cocinar durante 12 minutos. Añadir el cilantro y retirar del fuego.

Masa:

1. Pelar los plátanos verdes y rallarlos con la parte fina de un rallador.

2. Machacar el diente de ajo hasta hacer un puré y combinarlo con el aceite de onoto o achiote y el plátano rallado. Amasar y dejar que repose.

3. Con la masa fría, moldear colocando 2 cucharadas de masa sobre papel encerado, dándole forma circular a la masa sin que quede muy fina la base. Debe quedar como una pizza gruesa de aproximadamente 0,5 cm de diámetro.

4. Colocar el relleno en el centro de la masa, un poco alargado.

5. Sostener el papel encerado por debajo y cerrar la masa a lo largo del relleno. Usar una cuchara para ayudar a cerrar y darle forma de alcapurria.

6. Es ideal congelar desde un día antes de cocinarlas, para evitar que se rompan al hornearlas.

7. Antes de hornear, rociar cada alcapurria con un poco de aceite.

8. Hornear a 350°F (180°C) hasta que se doren.

Rendimiento. 6–8 porciones de 60 g.

INFORMACIÓN NUTRICIONAL

	En base a 100 g	Porción sugerida*
Calorías	238	286
Proteínas	11,2	13,5
Grasas	10	12
Carbohidratos	25,8	31
Fibra	2,3	2,8
Colesterol (mg)	32,5	39
Sodio (mg)	133	160

*2 alcapurrias de carne de 60 g c/u

INFORMACIÓN NUTRICIONAL

	En base a 100 g	Porción sugerida*
Calorías	212	255
Proteínas	11,6	14
Grasas	7	8,4
Carbohidratos	25,8	31
Fibra	2,3	2,8
Colesterol (mg)	33,3	40
Sodio (mg)	117,5	140

*2 alcapurrias de pollo de 60 g c/u

VENEZUELA

No podían faltar estos platos típicos de mi querida Venezuela. Nada como una rica arepa con perico (el nombre que los venezolanos le damos a los huevos revueltos) para comenzar el día, ¡uno de mis desayunos preferidos! O un cachito o un pan de jamón, todos recuerdos divinos de mi niñez. Si no conoces estos sabores venezolanas, anímate a probar estas opciones sanas para desayunar, que sin duda te dejarán satisfecho y listo para empezar el día con todas las de ganar.

AREPAS DE MAÍZ CON PERICO

Este plato típico de Venezuela, Colombia y Panamá es ideal como desayuno saludable, porque contribuye a mantener la energía arriba, con tan solo 350 calorías por porción, y es perfecto en un plan de alimentación para bajar de peso. Ofrece un importante aporte de fibra alimentaria, de proteínas de alto valor biológico (contiene todos los aminoácidos esenciales para el organismo) y ácidos grasos de excelente calidad para proteger tu corazón, como el omega 3. Entre los beneficios de este rico desayuno tenemos que favorece el control del apetito, facilita la digestión, mejora la salud cardiovascular, aumenta la inmunidad, refuerza los niveles de energía y concentración, mejora la movilidad y el funcionamiento de las articulaciones y ¡por supuesto que te ayudará a bajar de peso!

INGREDIENTES

Para la arepa:

½ taza de agua (100 ml)

½ cucharada de linaza en polvo (5 g)

½ cucharada de chía (7 g)

¼ cucharadita de sal baja en sodio (1,25 g)

1 taza de harina integral de maíz (70 g)

Aceite en espray

Para el perico:

1 cucharada de aceite de oliva (15 ml)

1 taza de cebolla cortada en dados pequeños (130 g)

2 tallos de cebollín, finamente cortados (12 g)

2 tomates maduros, cortados en cubos pequeños (120 g)

2 huevos enteros (100 g)

¼ cucharadita de sal baja en sodio (1,25 g)

PREPARACIÓN

Arepa:

1. En un bol colocar el agua, la linaza, la chía y la sal, y mezclar.
2. Añadir de a poco la harina de maíz, mezclando con la ayuda de la mano, evitando que se formen grumos.
3. Una vez que se haya absorbido toda el agua, amasar hasta suavizar la masa.
4. Dividir la masa en 2 partes y, con las manos, formar la arepa con cada porción, dándole forma circular de 8 cm de diámetro y 1,5 cm de grosor durante 10 minutos.
5. En una sartén o plancha caliente con aceite en espray o pasado con servilleta, cocinar las arepas sobre fuego medio permitiendo que se doren durante aproximadamente 5 minutos por cada lado.

Perico:

1. En una sartén sobre fuego medio colocar el aceite y, una vez que esté caliente, agregar la cebolla y el cebollín; dejar cocinar por 2 minutos, moviendo de vez en cuando con una espátula para evitar que se quemen.
2. Incorporar los tomates y dejar cocinar unos minutos, mientras se baten los huevos en un bol aparte.
3. Añadir los huevos al sofrito de tomate y luego la sal. Mover para incorporar uniformemente todos los ingredientes.
4. Cocinar hasta que cuajen los huevos. Apagar y retirar de la sartén al momento de servir.
5. Abrir cada arepa con un cuchillo cortando el borde y, separando una capa de la otra, rellenar con el perico.

Rendimiento: 2 arepas de 150 g cada una, con 125 g de perico cada una.

INFORMACIÓN NUTRICIONAL

	En base a 100 g	Porción sugerida*
Calorías	128	350
Proteínas	4,1	11,3
Grasas	6	16,4
Carbohidratos	14,4	39,3
Fibra	2,4	6,6
Colesterol (mg)	1.022	278,1
Sodio (mg)	28,2	76,9

1 arepa de 150 g + 125 g de perico

CACHITOS INTEGRALES DE PAVO

¡Esta receta de cachitos integrales de pechuga de pavo te encantará! Con 270 calorías por porción (dos cachitos), promete ser una alternativa práctica y deliciosa para tus desayunos, que puedes además compartir con los más pequeños de la casa. Son ideales para llevar al trabajo cuando no hay mucho tiempo para desayunar, o para la lonchera de tus hijos. Puedes prepararlos en serie y congelarlos para tenerlos siempre disponibles y a la mano. Puedes incluso cambiar el relleno e incluir atún o pollo desmenuzado. Esta versión está rellena de pechuga de pavo sin grasa y baja en sodio, y aporta buena cantidad de fibra, lo que favorece el control de la ansiedad y regula los niveles de insulina.

INGREDIENTES

½ taza de agua tibia (125 ml)

1 cucharada de levadura en pasta o en polvo (15 g)

3 cucharadas de endulzante a base de estevia (45 g)

2½ tazas de harina de trigo integral todo uso (300 g)

1¾ taza de harina de trigo todo uso (200 g)

½ taza de leche de almendras tibia (120 ml)

2 cucharadas de aceite de oliva (30 ml), más extra para rociar

2 huevos enteros (100 g), uno para la masa y otro para pintar

½ cucharada de sal baja en sodio (7,5 g)

400 g de pechuga de pavo embutido sin grasa y bajo en sodio

Papel encerado

PREPARACIÓN

1. Agregar al agua tibia, la levadura y 1 cucharadita de endulzante (para que la levadura reaccione). Revolver bien.

2. Dejar en un sitio de la cocina a temperatura ambiente durante 7 minutos hasta que la levadura crezca y haga espuma.

3. Mezclar ambas harinas, colocar en forma de volcán en una mesa o superficie plana.

4. Agregar la taza con la levadura, la leche de almendras tibia, el aceite, 1 huevo, el resto del endulzante y la sal. Amasar.

5. Al principio será muy pegajosa, pero debes seguir amasando con ambas manos hasta que la masa quede suave y se desprenda fácilmente de las mismas.

6. Hacer una bola, colocar en un bol y tapar. Dejar fermentar tapada con un paño húmedo por 1 hora.

7. Calentar el horno a 300°F (150°C) durante 1 minuto y apagar. Meter la masa junto

con 1 taza de agua caliente aparte (ya que la masa tiene que reposar por 30 minutos en un lugar oscuro, tibio y húmedo para que crezca).

8. Retirar la masa del horno y colocar en un mesón. Dividir la masa en dos para que sea más fácil de amasar.

9. Hacer una bolita y aplastar con la mano para que quede circular, de 5 cm de diámetro. Con un rodillo aplanar la masa de dentro hacia fuera hasta que quede fina (como de 1 mm de grosor) y en forma de círculo.

10. Cortar finamente el pavo.

11. Con un cuchillo cortar la masa en forma de pizza (primero en forma de cruz (+) y luego una equis (×) para que queden 8 porciones triangulares.

12. Agregar 25 g del pavo en la parte más ancha del triángulo. Enrollar (presionando un poco) hasta el final o punta del triángulo. Apretar un poco en los extremos para que no se salga el relleno.

13. Rociar un poco de aceite en una bandeja para horno o colocar papel encerado para que no se peguen los cachitos. Colocar los cachitos en la bandeja, batir el huevo sobrante y pintar por encima con la ayuda de una brocha.

14. Hornear durante 10 minutos a 390°F (200°C), hasta que estén dorados.

Rendimiento: 16 cachitos de 80 g cada uno.

INFORMACION NUTRICIONAL

	En base a 100 g	Porción sugerida*
Calorías	167,5	270
Proteínas	8	12,8
Grasas	4,7	7,6
Carbohidratos	23,3	37,4
Fibra	0,6	1
Colesterol (mg)	8,7	14
Sodio (mg)	188	292

2 cachitos de pavo de 80 g c/u

PAN DE JAMÓN INTEGRAL

Esta es una receta venezolana navideña por excelencia, pero creamos una versión más saludable y menos calórica para ti. Con esta receta podrás cuidar tu peso, y a la vez permitir que tu paladar disfrute de sabores deliciosos sin tener sentimiento de culpa por haber consumido una bomba de calorías. Esta versión tiene la mitad de las calorías (223 calorías por porción) del pan de jamón tradicional que se prepara en Navidad. En este caso, para su elaboración se utilizó harina de trigo integral y linaza, que contiene ácidos grasos esenciales, fibra, vitaminas del complejo B, hierro y otros minerales. Si deseas añadir al relleno de jamón cualquier vegetal saludable como pimientos asados, cebolla morada o champiñones, puedes hacerlo y encontrarás nuevas versiones de esta maravillosa receta.

INGREDIENTES

Para el pan:

4 tazas de harina de trigo integral (520 g)

2 cucharadas de linaza molida (18 g)

2 sobres de endulzante a base de estevia (6 g)

½ cucharadita de canela (3 g)

1 cucharadita de sal baja en sodio (5 g)

¼ taza de aceite de oliva (60 ml)

1 huevo mediano (60 g)

1½ taza de leche de almendras sin azúcar (300 ml)

3 cucharadas de levadura (60 g) diluidas en 2 cucharadas o 30 ml de leche de almendras

Aceite en espray (opcional)

Para el relleno:

500 g de jamón o pechuga de pavo sin grasa y bajo en sodio en lonjas

PREPARACIÓN

1. En una superficie lisa o mesa de trabajo, colocar la harina y todos los demás ingredientes secos sin diluir en forma de corona o volcán con un orificio en el medio, en donde se añaden los ingredientes líquidos, incluidos el huevo y la levadura diluida.

2. Unir los ingredientes con la mano y amasar con mucha paciencia durante 10 minutos hasta obtener una masa compacta, elástica y homogénea.

3. Colocar la masa en un recipiente y tapar con un trapo húmedo en un lugar oscuro de la cocina a temperatura ambiente, durante 2 horas.

4. Volver a amasar durante 5–10 minutos, colocando en la mesa de trabajo un poco más de harina para evitar que se adhiera a la misma.

5. Extender un rectángulo de 40 cm × 25 cm, con la ayuda de un rodillo o las manos. Colocar las lonjas de pechuga de pavo o jamón cubriendo la superficie completa.
6. A continuación enrollar cuidadosamente hasta obtener un cilindro de masa relleno en forma de pan de jamón.
7. Colocar en una bandeja refractaria previamente engrasada con aceite en espray o pasado con servilleta. Puedes pintar el pan por encima utilizando una brocha de cocina con una yema de huevo batida.
8. Llevar al horno durante 1 hora aproximadamente a 350°F (180°C).
9. Retirar y servir en rebanadas. ¡Buen provecho!

Rendimiento: 14 porciones de 100 g cada una.

INFORMACIÓN NUTRICIONAL

	En base a 100 g	Porción sugerida*
Calorías	223	223
Proteínas	14	14
Grasas	7	7
Carbohidratos	26	26
Fibra	1,8	1,8
Colesterol (mg)	39,7	39,7
Sodio (mg)	208	208

1 rebanada de 100 g

COLOMBIA

Cuando les pregunté a mis amigos sobre lo que extrañan de la comida colombiana cuando están a dieta, todos me contestaron casi a la vez: "¡Pan de yuca! Tienes que hacernos una receta Yes You Can!®". Pues aquí les va una receta saludable de este pan colombiano tradicional. Pruébenla y cuéntenme qué les pareció a través de las redes sociales usando #CocinandoconChaban.

PAN DE YUCA CON *OMELETTE*

Si estás buscando un desayuno que te aporte energía y a la vez todos los nutrientes que necesitas en esta primera comida del día ¡esta es tu mejor opción! La yuca es un tubérculo bajo en grasa y rico en carbohidratos y fibra, capaz de aportar hasta un 80% de energía al cuerpo, por lo que te permitirá tener mayor rendimiento en tus actividades diarias. Este pan, elaborado con yuca, tiene un delicioso sabor, es bajo en grasa y además libre de gluten (si eres alérgico al gluten, recuerda utilizar además el polvo de hornear libre de gluten), por lo que puede ser consumido por personas celíacas. Además, esta receta se acompaña de un *omelette de huevo y vegetales*, proteína de excelente calidad biológica, que promete mantenerte saciado y controlar tu apetito durante muchas horas.

INGREDIENTES

Para el pan de yuca:

2½ tazas de almidón de yuca (346 g)

1 cucharadita de polvo de hornear (5 g)

½ cucharadita de sal baja en sodio (2,5 g)

1 huevo entero + 3 claras (150 g)

⅓ taza de aceite de oliva (80 ml)

¼ taza de leche de almendras sin azúcar (60 ml)

Para el **omelette:**

1 cucharadita de aceite de oliva (5 ml)

½ cebolla pequeña, cortada en cubos pequeñas (52 g)

1 diente de ajo, triturado (3 g)

½ pimiento rojo, cortado en cubos pequeños (46 g)

½ cucharadita de sal baja en sodio (2,5 g)
Pimienta negra recién molida al gusto

½ cucharada de cilantro finamente picado (3 g)
1 huevo entero + 3 claras (150 g)

PREPARACIÓN

Pan de yuca:

1. Precalentar el horno a 350°F (180°C).
2. En un bol mezclar el almidón de yuca, el polvo de hornear y la sal.
3. Hacer un hoyo en el medio, añadir el huevo y las claras, el aceite y la leche; batir con la ayuda de un tenedor.
4. Con este mismo tenedor incorporar los ingredientes secos con el líquido hasta unirlos por completo. Amasar hasta tener una masa suave y homogénea. Si la masa llega a estar muy seca incorporar un poco más de leche de almendras o agua (2–4 cucharadas).
5. Formar los panes en bolitas de 3 cm de diámetro y colocar en una bandeja previamente engrasada.
6. Hornear inmediatamente durante 7 minutos y al final encender el *broiler* para dorar los panes, durante 3 minutos aproximadamente.

Omelette:

1. En una sartén de teflón a fuego bien alto rociar el aceite de oliva y dorar la cebolla, el ajo y el pimiento.
2. Agregar luego la sal, pimienta negra y el cilantro. Por último, agregar el huevo y las claras previamente batidos en un recipiente con tenedor. No revolver y esperar a que los bordes estén dorados.
3. Con una espátula, doblar con mucho cuidado y esperar a que dore de ambos lados. Servir acompañado de los panes de yuca.

Rendimiento: 8 panes + un *omelette* de 260 g.

INFORMACIÓN NUTRICIONAL

	En base a 100 g	Porción sugerida*
Calorías	101	345,6
Proteínas	7,2	24,7
Grasas	6,2	21,2
Carbohidratos	4,1	14
Fibra	0,6	2,3
Colesterol (mg)	204,4	695
Sodio (mg)	105,4	358,6

*1 pan de 80 g + omelette de 260 g

EL SALVADOR

Se me hace agua la boca cuando pienso en las recetas criollas de El Salvador, en especial las famosas pupusas. Aquí te va una versión con menos calorías para celebrar el Día Nacional de las Pupusas, que oficialmente es el segundo domingo de noviembre. Pero espera, ¿sabes qué? A mí me gusta que todos los días del año sean una celebración, por eso ahora puedes desayunar este plato típico sin salirte de tu dieta, cualquier día de la semana. ¡Esa sí que es razón para festejar!

PUPUSAS DE CARNE MOLIDA

La pupusa salvadoreña ofrece todos los macronutrientes esenciales en un mismo plato para un desayuno balanceado y alto en energía. Se elabora con harina de maíz (fuente de carbohidratos y fibra) la que además aporta vitaminas A, B, C, E y K, ácido fólico y minerales como hierro, magnesio, potasio, selenio, zinc, calcio y fósforo. Asimismo, la carne molida que se utiliza para su relleno es fuente de aminoácidos esenciales que generan saciedad, controlan el apetito y favorecen el proceso para bajar de peso en forma saludable. ¡Y todo esto en apenas 331 calorías por porción!

INGREDIENTES
Para el guiso de carne:
¼ cebolla blanca (32 g)

2 dientes de ajo (6 g)

¼ pimiento verde (30 g)

¼ pimiento rojo (30 g)

4 ajíes dulces (20 g)

1 tallo de cebollín (2 g)

½ tallo de apio (6 g)

1 cucharada de aceite de oliva (15 ml)

200 g carne de res molida

1 tomate cortado en cubos (110 g)

½ taza de agua (100 ml)

1 cucharadita de sal baja en sodio (5 g)

1½ cucharada de cilantro finamente picado (6 g)

Para el guiso de tomate:
⅓ taza de cebolla picada en cubos pequeños (54 g)

½ cucharada de ají finamente cortado (7 g)

1 diente de ajo, machacado (3 g)

4 tomates maduros, cortados en cubos pequeños (400 g)

⅛ cucharadita de sal

1 cucharada de aceite de oliva (15 ml)

1 cucharada de cilantro picado (4 g)

Para la masa:

1 taza de agua (200 ml)

⅛ cucharadita de sal baja en sodio (0.625 g)

1 taza de harina integral de maíz (160 g)

PREPARACIÓN

Guiso de carne:

1. Cortar en cubos muy pequeños la cebolla, el ajo, el pimiento verde y rojo, los ajíes y los tallos de cebollín y apio. También se pueden licuar.
2. Preparar el relleno calentando el aceite en una sartén sobre fuego medio y sofriendo los vegetales hasta que se marchiten sin que se doren.
3. Agregar la carne y mezclar bien para que la carne se una con el resto de los ingredientes. Incorporar el tomate, el agua y la sal y cocinar hasta que quede bien seco.
4. Añadir el cilantro y retirar del fuego.

Nota: El secreto de los rellenos es que tienen que estar fríos y con una consistencia espesa y pegajosa al momento de ponerlos sobre la masa. Por esta razón, es mejor preparar los rellenos con tiempo, refrigerarlos y, una vez fríos, empezar a preparar las pupusas.

Guiso de tomate:

1. En una sartén colocar todos los ingredientes, cocinar a fuego medio durante 13–15 minutos.
2. Mover cada cierto tiempo para evitar que se pegue. Reservar hasta el momento de servir.

Masa:

1. Colocar el agua con la sal en un bol. Revolver el agua mientras se añade la harina de maíz, sin dejar que se formen grumos. Mezclar hasta que quede homogénea y suave la masa.
2. Mojarse las manos, tomar un poco de la masa y, con la palma de la mano, formar una tortilla del tamaño de la palma de la mano.
3. Colocar la tortilla en la palma de la mano y agregar el relleno de carne en el centro, en forma longitudinal. Cerrar la mano uniendo la masa sobre el relleno, formando

una especie de cilindro. Este es el paso más difícil pues debe cerrarse la masa y los ingredientes deben quedar en el interior.

4. Colocar en la plancha caliente por aproximadamente 5 minutos o hasta que se dore cada lado.

5. Al momento de servir acompañar las pupusas con el guiso de tomate.

Rendimiento: 4 pupusas de 175 g cada una.

INFORMACIÓN NUTRICIONAL

	En base a 100 g	Porción sugerida*
Calorías	188	331
Proteínas	7	12,4
Grasas	7,5	13,2
Carbohidratos	23,2	40,6
Fibra	2,2	3,9
Colesterol (mg)	19,5	34,1
Sodio (mg)	280	490

*40 g de carne (2 cucharadas) + 95 g de masa + 40 g de guiso de tomate (2 cucharadas)

COSTA RICA

En Costa Rica, que ocupa el puesto número 12 de la lista de los países más felices del mundo, uno de los platos auténticos y populares que se puede encontrar en cualquier restaurante tradicional es el de las chorreadas. Si no las conoces, prueba esta versión saludable para llenarte de vida y alegrar tu paladar.

CHORREADAS CON POLLO DESMECHADO

El maíz es rico en carbohidratos, proteínas, minerales como el magnesio y el fósforo, y es el único cereal rico en vitamina A. También contiene vitamina B, C, calcio, ácido fólico y mucha fibra, por lo que favorece el tránsito intestinal, evita el estreñimiento y juega un papel importante en el control de la ansiedad y en la pérdida de peso. Además, el maíz no contiene gluten y es perfecto para las personas celíacas. Las tortillas de maíz tierno con pollo, constituyen un desayuno típico de Costa Rica en el que se aprovechan todos los beneficios propios del maíz, considerado uno de los cereales más completos, económicos y populares en todo el mundo. Este plato proporciona las calorías necesarias para mantener tu metabolismo activo y saludable, ¡lo que sin duda te llevará a bajar de peso!

INGREDIENTES

6 mazorcas desgranadas (2 tazas o 338 g)

½ cucharada de aceite vegetal (15 ml), más extra para dorar

⅓ cucharadita de polvo de hornear (1,66 g)

¼ cucharadita de endulzante a base de estevia (1,25 g)

1 huevo (50 g)

¾ taza de leche de almendras sin azúcar (160 ml)

½ cucharadita de sal baja en sodio (2,5 g)

¼ taza de harina de trigo integral (35 g)

1 cucharada de linaza molida (15 g)

Para el guiso de pollo:

¼ cebolla (32 g)

1 diente de ajo (6 g)

¼ pimiento rojo (30 g)

¼ pimiento verde (30 g)

4 ajíes dulces (20 g)

1 tallo de cebollín (2 g)

3 cucharadas de cilantro picado (10 g)

¾ cucharadita de comino molido (10 g)

¾ cucharadita de orégano en hojas (10 g)

¾ cucharadita de sal baja en sodio (4 g)

4 cucharadas de agua (60 ml)

1½ cucharada de aceite mezclado con onoto (22 ml)

Pollo cocido desmechado (290 g)

3 cucharadas de cilantro finamente cortado (10 g)

1½ taza de maíz en grano cocido (90 g)

PREPARACIÓN

1. Licuar los maíces desgranados con el aceite, el polvo de hornear, el endulzante, el huevo, la leche, la sal, la harina y la linaza.

2. Calentar una sartén sobre fuego medio y untar con ¼ de cucharadita de aceite. Verter 1 cucharada de la mezcla y cocinar 2 minutos de cada lado o hasta que dore. Repetir con el resto de las chorreadas.

3. Para preparar el guiso de pollo, licuar la cebolla, el ajo entero, los pimientos, los ajíes, el cebollín, el cilantro, el comino, el orégano, la sal y el agua hasta obtener un puré.

4. Calentar el aceite en una olla grande sobre fuego medio para preparar un refrito con los ingredientes licuados, y cocinar durante unos 3–5 minutos.

5. Añadir el pollo desmechado y cocinar 5 minutos. Apagar y espolvorear cilantro.

6. Acompañar las chorreadas con el pollo desmechado y el maíz desgranado cocido.

Rendimiento: 9 porciones que contienen ¼ taza de pollo (50 g) + 45 g de chorreada + ¾ cucharada de maíz desgranado (10 g).

INFORMACIÓN NUTRICIONAL

	En base a 100 g	Porción sugerida*
Calorías	239	250
Proteínas	11,8	12,4
Grasas	4,7	5
Carbohidratos	37,4	39
Fibra	9,2	9,7
Colesterol (mg)	53,4	56,1
Sodio (mg)	38,5	40,5

*45 g de chorreada + ¼ taza de pollo (50 g) + ¾ cucharada de maíz (10 g)

PANAMÁ

Este desayuno panameño lo eligió Ronald Day, el presidente de Yes You Can!® Al ser panameño, decidimos preguntarle: "¿Qué es lo más rico de Panamá que no puedes comer cuando estás a dieta?". Y sin dudarlo, contestó: "¡La carimañola!". Así fue que pusimos manos a la obra para transformar ese plato frito tradicional en una versión *light* que todos podemos disfrutar como primer plato del día.

CARIMAÑOLA DE CARNE O POLLO

La carimañola o pastel de yuca, es un plato frito típico de Panamá, Colombia y Brasil preparado con yuca y relleno de carne molida. En este caso, lo cocinamos al horno para poder disfrutar de su sabor y beneficios nutricionales, pero con muchas menos calorías y colesterol que la versión original. Es un desayuno adecuado y equilibrado para iniciar el día con mucha energía. Además es muy económico y su sabor es increíble. Entre los beneficios de la yuca tenemos que se digiere fácilmente, por lo que se considera ideal para consumir en casos de problemas digestivos como acidez estomacal o gastritis nerviosa. Además, es perfecta para celíacos ya que no contiene gluten.

INGREDIENTES

3 yucas pequeñas (420 g)
¼ cebolla mediana (32 g)
2 dientes de ajo (10 g)
½ pimiento rojo o verde mediano (60 g)
4 ajíes dulces (20 g)
1 tallo de cebollín (10 g)
2 cucharadas de aceite de oliva (30 ml),
   más extra para rociar

Carne de res molida (200 g)
1 tomate grande, licuado (110 ml)
½ taza de agua (100 ml)
1 cucharadita de sal baja en sodio (5 g)
1½ cucharada de cilantro finamente
   picado (8 g)

PREPARACIÓN

1. Pelar la yuca y cortarla en trozos pequeños. Colocarla en una olla, cubrir con agua y cocinar sobre fuego alto hasta que ablande, 12–15 minutos dependiendo de la du-

reza de la yuca (no la sobre cocines porque entonces no te saldrán bien las carimañolas). Dejar enfriar y escurrir.

2. Pasar la yuca escurrida y fría por una máquina de moler o rallarla con rallador de queso. Amasar hasta tener una masa suave pero firme. Dejar a un lado.

3. Cortar en cubos muy pequeños la cebolla, el ajo, el pimiento, los ajíes y el tallo de cebollín. También se pueden licuar todos los ingredientes en una licuadora o procesador de comida.

4. Preparar el relleno calentando el aceite en una sartén sobre fuego medio y sofriendo la mezcla anterior hasta que se marchite sin que se dore, aproximadamente 5 minutos.

5. Agregar la carne y mezclar bien para que la carne se una con el resto de los ingredientes. Agregar el tomate licuado, el agua y la sal, y cocinar por 12 minutos. Añadir el cilantro y retirar del fuego.

6. Tomar porciones de la masa de yuca y, con la palma de la mano, hacer una tortilla del tamaño de la palma de la mano.

7. Colocarle a cada tortilla 1 cucharada de relleno de carne y cerrarla dándole la forma ovalada (como una croqueta) típica de la carimañola.

8. Rociar cada una con un poco de aceite, y cocinar en el horno a una temperatura de 395°F (200°C) por 20 minutos o hasta que estén doradas.

Rendimiento: 6–8 porciones de 60 g cada una.

INFORMACIÓN NUTRICIONAL

	En base a 100 g	Porción sugerida*
Calorías	266	319
Proteínas	9,5	11,4
Grasas	9,3	11,2
Carbohidratos	36	43,2
Fibra	3,1	3,8
Colesterol (mg)	53,3	64
Sodio (mg)	14,5	17,4

*2 carimañolas de 60 g c/u (27 g de carne + 34 g de masa)

ESPAÑA

Las torrejas son de tan larga tradición en España que aparecen documentadas por primera vez en el siglo XV. Hoy en día en España se consumen típicamente durante la Cuaresma y la Semana Santa, pero con esta versión exquisita y sana las puedes incluir en tus recetas de desayunos favoritos para cada semana.

HUEVOS "FRITOS" VERDES CON TORREJA

Los huevos "fritos" verdes con torreja de pan (realmente no son fritos), constituyen un desayuno nutricionalmente completo, balanceado y equilibrado. Este plato te llena de energía a partir de carbohidratos saludables como el pan integral y aporta proteínas de alto valor biológico en los huevos. Además, en su preparación se incluye la espinaca, un vegetal rico en vitaminas, minerales (ácido fólico, hierro, calcio y magnesio) y antioxidantes. Este desayuno es muy nutritivo e ideal para el control de la ansiedad, la pérdida de peso, la salud de los ojos y para regular la presión arterial. Puedes cambiar la espinaca por acelga o agregar más vegetales de tu preferencia.

INGREDIENTES

Para la torreja de pan:

1 huevo (50 g)

½ taza de leche de almendras sin azúcar (100 ml)

¼ cucharadita de endulzante a base de estevia (1,2 g)

½ cucharadita de canela en polvo (2,5 g)

1 rebanada de pan integral (37 g)

Aceite de oliva para rociar

Para los huevos fritos con espinacas:

1 cucharadita de aceite de oliva (5 ml)

1 huevo entero (50 g) + 2 claras (50 g)

1 taza de espinaca fresca (8 g)

½ cucharada de agua

⅛ cucharadita de sal baja en sodio (0,6 mg)

Pimienta al gusto

PREPARACIÓN

Torreja de pan:

1. Precalentar el horno a 400°F (205°C).
2. En un bol amplio batir el huevo y en otro bol la leche de almendras, el endulzante y la canela. Sumergir la rebanada de pan en el bol de leche de almendras, hasta que absorba todo el líquido. Inmediatamente pasarla por el huevo batido.
3. Rociar con aceite de oliva una bandeja para hornear. Colocar la rebanada de pan y hornear durante 12 minutos, voltear y hornear 5 minutos más.

Huevos fritos:

1. En una sartén caliente colocar el aceite de oliva, cascar los huevos para agregarlos a la sartén y dejar cocinar a fuego bajo. Inmediatamente colocar las hojas de espinaca cortadas alrededor de las yemas.
2. Cuando empiecen a cuajar las claras de los huevos añadir ½ cucharada de agua y tapar la sartén. Dejar cocinar hasta el punto deseado de cocción de las yemas. Si las deseas líquidas la cocción será unos 2 minutos, si las deseas cuajadas serán unos 4 minutos aproximadamente.
3. Servir los huevos cuando estén listos, rociar la sal y pimienta, si es de tu gusto, y acompañar con la torreja de pan.

Rendimiento: 1 porción de pan de 80 g + huevos "fritos" 104 g.

INFORMACIÓN NUTRICIONAL

	En base a 100 g	Porción sugerida*
Calorías	179	348
Proteínas	11,8	23
Grasas	9,2	17,9
Carbohidratos	12,2	23,7
Fibra	1,2	2,5
Colesterol (mg)	286,7	556,3
Sodio (mg)	1.135,5	2.203

*1 rebanada de pan rebosado de 80 g + 104 g de huevos "fritos"

INTERNACIONAL

Al llegar a Estados Unidos, muchos de nosotros hemos sido expuestos a otras comidas deliciosas del mundo, así como a las locales. Estoy seguro de que la mayoría ha comido un desayuno estadounidense clásico con panqueques, sirope, tocineta, ¿pero te acuerdas de cómo te sentiste después? Con un desayuno de esos el cuerpo está tan ocupado procesando toda esa comida que en vez de energía lo que te da es unas ganas inmensas de volverte a la casa a dormir. Con los *waffles* y las crepes en esta sección te podrás dar el gustito de un desayuno internacional que encima te brindará el combustible que necesita tu cuerpo para ponerte en acción y lograr todo lo que te propones durante el día.

WAFFLES DE AVENA Y MANTEQUILLA DE MEREY

Estos *waffles* proteicos, elaborados con proteína de sabor vainilla Yes You Can!® son deliciosos, fáciles de preparar y tienen una textura crujiente por fuera pero suave por dentro. Realmente no tienen nada que envidiarle a los *waffles* de harinas y azúcar que consigues en un restaurante. Es un desayuno cargado de energía para mantenerte activo y acelerar tu metabolismo, por ser un plato nutricionalmente completo y balanceado. Esta ración sugerida de dos *waffles* aporta menos de 350 calorías ¡de energía pura!, que principalmente está dada por su alto contenido de proteína, carbohidratos y grasas saludables. ¡La proteína garantiza que quedes satisfecho y saciado hasta tu próxima comida!

INGREDIENTES

1 sobre de proteína de sabor vainilla Yes You Can!® (23 g)

½ taza de agua (120 ml)

½ taza de avena en hojuelas (30 g)

2 claras de huevo (60 g)

1 sobre de endulzante a base de estevia (3 g)

Pizca de canela

Aceite en espray

1 cucharada de mantequilla de merey (15 g)

PREPARACIÓN

1. Disolver la proteína en el agua y colocar en la licuadora junto al resto de los ingredientes, menos la mantequilla de merey y el aceite en espray.

2. Licuar durante 1 minuto aproximadamente hasta obtener una mezcla homogénea.

3. Calentar la plancha para *waffles* y rociar con el aceite en espray.
4. Verter la mezcla, cerrar la plancha y esperar hasta que dore.
5. Servir con mantequilla de merey o cualquier fruto seco de tu preferencia.

Rendimiento: 2 waffles de 80 g cada uno.

INFORMACIÓN NUTRICIONAL

	En base a 100 g	Porción sugerida*
Calorías	198	347
Proteínas	12,2	21,4
Grasas	9,7	17
Carbohidratos	15,4	27
Fibra	2,8	5
Colesterol (mg)		
Sodio (mg)	182	320

*2 waffles *de 80 g c/u + 1 cucharada de mantequilla de merey (15 g)*

CREPES DE AVENA RELLENAS DE POLLO

Esta mezcla para crepes saludable, sin harina ni lácteos, es muy fácil de preparar y te encantará. Seleccionamos la harina de avena (preparada licuando avena en hojuelas cruda) como elemento base para esta receta, dado que el consumo habitual de avena ayuda a disminuir los niveles de colesterol y azúcar en sangre. Además, la avena contiene una gran cantidad de aminoácidos (8 aminoácidos esenciales), y estimula la producción de lecitina en el hígado, lo que favorece la eliminación de toxinas. Asimismo, sus carbohidratos complejos se digieren y absorben lentamente, lo que te mantiene saciado por más horas. Este es un plato que aporta tan solo 345 calorías, tiene un alto aporte de proteínas y grasa de excelente calidad nutricional y te dejará muy satisfecho por su equilibrio entre los diferentes macronutrientes.

INGREDIENTES

Para las crepes:

¼ taza de harina de avena o avena en hojuelas molida (25 g)

½ taza de leche de almendras (122 ml)

2 claras de huevo (60 g)

½ cucharadita de sal baja en sodio (2,5 g)

½ cucharada de aceite de oliva (7 ml)

Para la bechamel de coliflor:

2 tazas de leche de almendras (420 ml)

1 coliflor, troceado pequeño (500 g)

½ cucharadita de sal baja en sodio (5 g)

Para el relleno:

1 cucharada de aceite de oliva (15 ml)

½ cebolla, cortada en cubos pequeños (60 g)

3 dientes de ajo, machacados (15 g)

2½ tazas de champiñones cortados en rebanadas (200 g)

1 taza de pollo desmechado (300 g)

½ cucharadita de sal baja en sodio (2,5 g)

¼ cucharadita de pimienta negra recién molida (1,25 g)

3 cucharadas de perejil finamente picado (18 g)

PREPARACIÓN

Crepes:

1. En una licuadora mezclar todos los ingredientes excepto el aceite de oliva, que se

reserva para el momento de la preparación de la crepe en la sartén. Dejar reposar la mezcla durante media hora.

2. Colocar una amplia sartén antiadherente a fuego medio bajo, y engrasar con el aceite de oliva.

3. Una vez que esté caliente la sartén, con la ayuda de un cucharón, agregar una porción de la mezcla en el centro de la sartén. Con el cucharón extender la mezcla de forma circular hasta abarcar toda la superficie de la sartén, procurando así una crepe bien delgada pero no tostada pues pierde la flexibilidad al enfriarse.

4. Al formarse burbujas en la mezcla, con una espátula, dar vuelta tratando de no romperla y cocinar aproximadamente 2 minutos por cada lado. Ir colocando una al lado de la otra a medida que se van haciendo.

Bechamel de coliflor:

1. Calentar en una cacerola u olla sobre fuego medio la leche de almendras y añadir el coliflor troceado pequeño junto con la sal.

2. Cocinar hasta que el coliflor se ponga blando, licuar y rectificar el sabor añadiendo sal al gusto.

Relleno:

1. Saltear en una sartén antiadherente a fuego alto con aceite de oliva la cebolla, el ajo, los champiñones y el pollo hasta que doren. Agregar al final la sal y pimienta.

2. Proceder a rellenar la crepe con el relleno de vegetales y pollo, agregando al final 2 cucharadas de bechamel de coliflor. Enrollar cuidadosamente formando un cilindro. Espolvorear perejil finamente cortado.

Rendimiento: 1 crepe de 78 g rellena con 1 taza de pollo (100 g)
y 2 cucharadas de bechamel (32 g).

INFORMACIÓN NUTRICIONAL

	En base a 100 g	Porción sugerida*
Calorías	164	345
Proteínas	16,8	35,3
Grasas	6,3	13,3
Carbohidratos	10	21
Fibra	4	8,3
Colesterol (mg)	37,3	78,4
Sodio (mg)	285	600

*1 crepe de 78 g + 100 g de pollo desmechado + 2 cucharadas de bechamel (32 g)

Almuerzos

Un almuerzo balanceado es clave para poder rendir bien el resto del día pero, a su vez, siento que es la comida que a menudo más se nos complica por falta de tiempo y organización. Muchas veces estamos corriendo de una reunión a otra o buscando a los hijos para llevarlos a su próxima actividad o con un proyecto que debemos entregar cuanto antes, y sacamos del paso a esta comida esencial del día con lo que creemos es una opción saludable como una ensalada. ¿Pero qué pasa? A esa ensalada le agregamos crutones y abundante aderezo, nos olvidamos de incluir una proteína, y de pronto lo que creíamos saludable se vuelve un alimento que en vez de energizarnos, a la larga nos perjudicará. ¡Grave error! Necesitas un almuerzo balanceado y saludable para triunfar y terminar el día satisfecho tanto con lo que has comido como con lo que has logrado hacer.

Lo maravilloso de estas recetas es que no solo tienen la proteína, el carbohidrato y los vegetales que necesitas para mantener la energía arriba, sino que son sabrosísimas. No te estoy dando una pechuguita de pollo con un brócoli hervido y sin sazón para almorzar, ¡ay no, qué aburrido! Aquí lo que tenemos son platos típicos deliciosos hechos de una manera *light* para llenarte de energía y felicidad. Y lo mejor de todo es que puedes preparar estas recetas por adelantado y guardarlas en un recipiente hermético en tu nevera y así tener almuerzos balanceados y deliciosos para la semana entera. Eso es lo que hago yo. A menudo se me ve en reuniones con mi *tupper* con comida que acabo de calentar en el microondas y, mientras discutimos los puntos estratégicos para lograr nuestras metas, estoy saboreando un plato delicioso que encima sé que le está haciendo bien a mi cuerpo y, por ende, también a mi mente y alma. ¡Manos a la obra y a disfrutar de la variedad de gustos y beneficios de estas versiones sanas de nuestros platos criollos!

MÉXICO

La comida picante es algo que me encanta, me fascina, me vuelve loco. Fácilmente como platos mexicanos cuatro días a la semana, y a todo le pongo picante extra. Tanto así que siempre tengo a mano una salsa verde, una salsa roja, pues salsas de todos los colores porque ese picor en el paladar me llena de alegría y vida. Con las recetas de pibil, chilaquiles y mole de pollo en esta sección, podrás sentir el placer de almorzar unos platos típicos mexicanos, súper coloridos y deliciosos ¡y encima saludables!

PIBIL DE POLLO CON FRIJOLES NEGROS

Este es un delicioso y nutritivo plato donde la cocción del pollo se da al horno en hoja de plátano, chile y tomates, en conjunto con especias molidas. Tiene una combinación de ingredientes naturales que le darán a esta comida los sabores típicos de la gastronomía mexicana. Este almuerzo, además, logra un balance perfecto de macronutrientes, destacando su alto contenido en proteínas de excelente calidad biológica (contiene todos los aminoácidos esenciales que tu organismo necesita). También es muy bajo en grasa y tiene un aporte ideal de carbohidratos complejos y fibra (a partir de los frijoles) que favorecen la absorción lenta de estos carbohidratos, lo cual lo hace el plato perfecto para diabéticos, personas con resistencia a la insulina y, por supuesto, para aquellos que quieren bajar de peso.

INGREDIENTES
Para el pibil de pollo:

¼ taza de recado de achiote* (100 g)

1 cucharada de aceite de oliva (15 ml)

½ taza de vinagre de vino (122 ml)

3 dientes de ajo, machacados (18 g)

1 cucharadita de sal baja en sodio (5 g)

½ cucharadita de chile en polvo (5 g)

2 kg de pollo, cortado en piezas

350 g de hojas de plátano ahumadas

*Nota: El recado de achiote es una mezcla de semillas de achiote u onoto, semillas de cilantro, comino molido, orégano, pimienta negra entera y pimienta guayabita entera. Para hacerlo, juntar todas las especias en la licuadora y molerlas hasta conseguir pulverizarlas por completo. (Es importante el día antes dejar en remojo con agua bien caliente las semillas de achiote por ser muy duras. Asegurarse de secar bien antes de moler). El recado de achiote se consigue también ya listo en mercados especializados en comida latina, y en este caso se debe disolver en la cucharada aceite de oliva.

Para el acompañante:

1 cebolla morada pequeña, picada en media luna (79 g)

½ taza de cilantro picado muy finamente (22 g)

½ cucharadita de sal baja en sodio (2,5 g)

Zumo o jugo de un limón (10 ml)

Para los frijoles negros:

500 g de frijoles negros (pintos, bayos, canarios u otra variedad)

3 litros de agua

2 dientes de ajo, finamente picados

½ cebolla mediana, finamente picada

1 ramita de epazote, o en su defecto cilantro con sus tallos tiernos

1 cucharadita de sal baja en sodio (5 g)

PREPARACIÓN

Pibil de pollo:

1. Añadir el recado de achiote y el resto de los ingredientes del pibil en un bol, mezclar y con esto bañar el pollo. Marinar durante no menos de 8 horas o de un día para otro en la nevera.
2. Tapizar una charola de horno o un caldero de hierro con las hojas de plátano, dejar que sobresalgan para poder envolver el pollo.
3. Colocar el pollo sobre las mismas, envolver muy bien en las hojas de plátano, tapar con papel de aluminio y hornear a 350°F (180°C) durante 1½ hora o hasta que esté tan suave que casi se desbarate.
4. Desmenuzar y servir.

Acompañante:

1. Mezclar los ingredientes en un bol y dejar reposar por media hora antes de servir y acompañar el pibil de pollo.

Frijoles negros:

1. Para limpiar los frijoles, extenderlos sobre una superficie plana y revisarlos descartando las pequeñas basuritas y piedritas que se encuentren.
2. Colocar los frijoles en un colador y enjuagar bajo el chorro de agua para quitar cualquier polvo que tengan.

3. Escurrir los frijoles y colocarlos en una olla de tamaño mediano. Añadir el agua, el ajo y la cebolla.
4. Tapar la olla y colocar sobre la hornilla a fuego alto. Una vez que empiece a hervir, bajar el fuego a temperatura media baja.
5. Dejar que los frijoles se cuezan hasta que estén suaves. El tiempo dependerá de la variedad y la frescura de los frijoles, mientras más tiempo haya pasado desde su cosecha, más tiempo de cocción necesitarán. Pueden llegar a tardar entre 90 minutos y 2 horas.
6. Asegurar que siempre tengan abundante agua; ir añadiendo más a medida que se vaya evaporando para que su cocción no se interrumpa.
7. Los frijoles estarán cocidos cuando estén blandos. Sazonar con la ramita de epazote o cilantro pocos minutos antes de apagar el fuego. Ya bien cocidos los frijoles, agregar la sal.

Rendimiento: 5 porciones de 140 g de pollo + 1 cucharada de acompañante (15 g) + 60 g de frijoles negros.

INFORMACIÓN NUTRICIONAL

	En base a 100 g	Porción sugerida*
Calorías	187	403
Proteínas	27,9	60
Grasas	2	4,4
Carbohidratos	14,4	31
Fibra	5,2	11,3
Colesterol (mg)	73	156,8
Sodio (mg)	196	421

140 g de pollo + 1 cucharada de acompañante (15 g) + 60 g de frijoles (¼ taza)

CHILAQUILES DE POLLO

Los chilaquiles constituyen un delicioso, crujiente, versátil y colorido plato mexicano elaborado a base de totopos (trozos de tortilla de maíz fritos o tostados), bañados en salsa de chile verde o roja. Pueden contener pollo o carne desmechada, chorizo, huevos, queso, crema, cebolla, aguacate, entre otros ingredientes, que lo pueden convertir en una bomba calórica. Nuestra propuesta es una variación saludable de este plato, pero con una explosión de sabor, textura y aportes nutricionales, que podrás disfrutar sin remordimientos. La porción que te sugerimos contiene 267 calorías (menos de la mitad de las calorías de la versión original), y aporta a través de las tortillas de maíz energía y fibra para depurar el organismo, disminuir la necesidad de consumir alimentos ricos en azúcares y controlar el apetito. La carne de pollo es más ligera y más fácil de digerir que la carne roja. Además, posee un alto contenido de proteínas de buena calidad y grasas saludables que ayudan a proteger tu corazón.

INGREDIENTES
6 tortillas de maíz, divididas en 8 rebanadas cada una (143 g)

Para el aliño:
¼ cebolla (45 g)

¼ pimiento rojo (30 g)

¼ pimiento verde (30 g)

1 diente de ajo (6 g)

1 cucharadita de agua (5 ml)

¼ cucharadita de comino (1,25 g)

1 cucharada de salsa inglesa baja en sodio (15 ml)

¼ cucharadita de ajo en polvo (1,25 g)

1 cucharadita de sal baja en sodio (5 g)

Para la salsa:
½ cucharada de aceite de oliva (7,5 ml)

3 cucharadas de aliño (45 g)

½ chile, picado (2,5 mg)

3 tomates, licuados (300 g)

½ taza de agua (100 ml)

¼ cucharadita de sal baja en sodio (1,25 g)

⅛ cucharadita de endulzante a base de estevia (0,8 g)

½ cucharada de cilantro en polvo (7,5 g)

Para el picadillo y el montaje final:

½ aguacate pequeño, cortado en cubos (64 g)

½ cucharada de jugo limón (7,5 ml)

¼ cebolla morada, cortada en cubos (44 g)

1 cucharada de cilantro picado (4 g)

1 taza pollo cocido desmechado (160 g)

PREPARACIÓN

1. Precalentar el horno a 350°F (180°C).
2. Tostar en el horno las tortillas rebanadas hasta que se vuelvan crujientes y doradas, aproximadamente 8 minutos.

Aliño:

1. Preparar el aliño para la salsa colocando todos los ingredientes en una licuadora y procesándolos.

Salsa:

1. En una olla amplia a fuego medio cocinar el aliño licuado e ir añadiendo el resto de los ingredientes de la salsa, excepto el cilantro.
2. Una vez que empiece a hervir la salsa, dejar cocinar durante 20 minutos.
3. Espolvorear el cilantro al momento de servir.

Picadillo:

1. En un bol, agregar el aguacate, el jugo de limón, la cebolla, el cilantro y mezclar.

Montaje final:

1. Mezclar el pollo desmechado con unas 3 cucharadas grandes de salsa.
2. Colocar las tortillas en el fondo del plato. Añadir la salsa, el pollo y el picadillo.

Rendimiento: 3 porciones de 16 trozos de tortilla (26 g) + 1 taza de pollo con salsa (240 g) + 7 láminas de aguacate (24 g) + 1 cucharada de picadillo (15 g).

INFORMACIÓN NUTRICIONAL

	En base a 100 g	Porción sugerida*
Calorías	411	267
Proteínas	24,6	16
Grasas	11,2	7,3
Carbohidratos	53	34,4
Fibra	11	7,1
Colesterol (mg)	64	41,6
Sodio (mg)	707	460

*2 tortillas de maíz (24 g c/u) + 1 taza de pollo con salsa (240 g) + 7 láminas de aguacate (24 g) + 1 cucharada de picadillo (15 g)

POLLO AL MOLE CON ENSALADA DE NOPALES

Este plato típico de la gastronomía mexicana se acompaña de una deliciosa ensalada de nopales, puesto que no podíamos dejar pasar por alto los maravillosos beneficios de esta planta cactácea originaria de este hermoso país. Es uno de los alimentos con más alto contenido de calcio, ideal para la salud de tus huesos, dientes, cabello y uñas. Además, su contenido es rico en agua, por lo que tiene un poder de hidratación excelente, es fuente de fibra insoluble que combate el estreñimiento y ayuda a la correcta metabolización de minerales y nutrientes. Lo más importante es su poder hipoglucemiante (reduce los niveles de glucemia o azúcar en sangre), por lo que se considera ideal para personas diabéticas. En este caso, decidimos combinarlo con el pollo, una proteína de excelente calidad y además baja en grasa, haciendo de esta comida una perfecta opción para incluir en tu dieta equilibrada.

INGREDIENTES

1 pollo entero, cortado en piezas (1,5 kg)

2 cebollas (175 g)

3 dientes de ajo (18 g)

1 hoja de laurel (1,25 g)

2 ramas de hierbabuena (5 g)

½ cucharadita de sal baja en sodio (2,5 g)

Para el mole:

1 cebolla blanca mediana (87 g)

4 dientes de ajo (22 g)

2 tomates rojos (160 g)

3 tomates verdes (160 g)

2 chiles guajillos, hidratados y sin semillas (9 g)

6 chiles anchos, hidratados y sin semillas (16 g)

4 chiles mulatos, asados y sin tallo (12 g)

½ cucharada de aceite de oliva (7 ml)

2 tabletas de chocolate oscuro 70% cacao, troceado (125 g)

3 cucharadas de maní o cacahuate tostado (12 g)

3 cucharadas de nueces o almendras tostadas (11 g)

2 cucharadas de semillas de calabaza tostadas (10 g)

1 cucharadita de sal baja en sodio

1 cucharada de endulzante a base de estevia (14 g)

1 cucharadita de canela molida (5 g)

½ cucharadita de pimienta negra recién molida (2,5 g)

½ cucharadita de pimienta guayabita molida (2,5 g)

4 tortillas, troceadas

2 cucharadas de semillas de ajonjolí tostadas para decorar (25 g)

Ramas de cilantro para decorar

Para la ensalada de nopales:

4 unidades de nopales limpias sin espinas (480 g)

½ cucharadita de sal baja en sodio (2,5 g)

1 cucharada de vinagre (15 ml)

2 tomates perita maduros, cortados en cubos pequeños (86 g)

½ cebolla blanca pequeña, cortada en cubos pequeños (30 g)

2 tallos de cebollín, cortados en rodajitas (25 g)

¼ taza de hojas de cilantro (20 g)

½ cucharada de vinagre de vino (8 ml)

½ cucharada de aceite de oliva (7 ml)

½ cucharadita de sal baja en sodio (2,5 g)

½ cucharadita de pimienta recién molida (2,5 g)

PREPARACIÓN

1. En una olla colocar el pollo despresado a hervir con agua sobre fuego medio, junto con la cebolla, el ajo, el laurel, la hierbabuena y la sal hasta que las piezas de pollo estén cocidas, 40 minutos aproximadamente. Retirar las piezas de pollo del caldo, colar el caldo y reservar.

Mole:

1. En una bandeja de horno colocar la cebolla sin piel, los dientes de ajo pelados y los tomates rojos y verdes cortados a la mitad, dejar dorar a 350°F (180°C), durante aproximadamente 20 minutos. Retirar, trocear y apartar.

2. Despepitar y lavar los chiles. Dejar remojar en agua muy caliente por media hora. Retirar, reservar el agua y secar muy bien con papel secante. Trocear los chiles.

3. En una olla mediana a fuego alto, sofreír los chiles con el aceite de oliva. Añadir los tomates, la cebolla y los ajos asados, dorados y troceados y dejar cocinar 5 minutos.

4. Agregar el caldo y parte del agua donde se hidrataron los chiles. Dejar hervir, bajar el fuego y diluir el chocolate troceado en la preparación. Seguidamente agregar los frutos secos y las semillas de calabaza tostada. No dejar de mover, el chocolate suele pegarse con facilidad al fondo.

5. Condimentar con la sal, la estevia, la canela, la pimienta negra y guayabita, agregar las tortillas troceadas y mover cada cierto tiempo mientras se cocina la preparación, de 10–15 minutos a fuego muy bajo.

6. Licuar hasta conseguir una salsa homogénea y espesa, devolver a la olla, reservar hasta el momento de servir el plato.

Ensalada de nopales:

1. Cocinar los nopales en una olla con suficiente agua, la sal y el vinagre hasta que estén totalmente blandos, durante 25 minutos. Retirar, escurrir, dejar enfriar y cortar en tiras delgadas.
2. Preparar una ensalada con los tomates, la cebolla, el cebollín y el cilantro. Aderezar con el vinagre, el aceite de oliva, sal y pimienta. Usar para acompañar los nopales.
3. Al momento de servir, calentar el mole junto a las piezas de pollo que deben sumergirse y taparse completamente en el mole. Servir y decorar con las semillas de ajonjolí y las ramas de cilantro.

Rendimiento: 3 porciones de pollo de 200 g cada una + 3 tazas
de mole (720 ml) + ensalada de nopales 195 g.

INFORMACIÓN NUTRICIONAL

	En base a 100 g	Porción sugerida*
Calorías	104	415
Proteínas	17,6	69
Grasas	2,3	9,3
Carbohidratos	3,2	12,6
Fibra	0,9	3,7
Colesterol (mg)	60,2	235
Sodio (mg)	52,3	204

210 g de pollo + ¾ taza de mole (140 g) + 40 g de nopales

PUERTO RICO

Me encanta viajar a Puerto Rico. Es una isla hermosa, la gente es súper cálida y la comida bien caribeña y colorida es como una bomba y plena para los ojos y el paladar. Eso sí, en general los platos tradicionales puertorriqueños son muy altos en calorías y, al estar a dieta, no podemos darnos el gusto de sus frituras. ¡Pero eso no quiere decir que tienes que dejar de saborear las delicias puertorriqueñas! Adelante, prueba estas dos recetas para el almuerzo y disfruta del baile de sabores bajo en calorías y buenos para tu cuerpo, mente y alma.

PIÑÓN DE PLÁTANO CON GUISO DE CARNE

El pastel de plátano, además de ser económico y muy fácil de preparar, es muy nutritivo y delicioso. Este plato ofrece muchos beneficios para la salud, es fuente de vitamina C por lo que mejora el sistema inmunológico y previene las enfermedades cardíacas. También es fuente de potasio (ayuda a controlar la presión arterial y disminuye la retención de líquidos) y magnesio (regula la función de los músculos y el sistema nervioso, los niveles de azúcar en la sangre y la presión sanguínea). Asimismo, la inclusión de carne baja en grasa en esta preparación potencia su valor nutricional, con un excelente aporte de proteína por porción sugerida, lo que genera saciedad y controla el apetito.

INGREDIENTES

1 plátano maduro sin cáscara (145 g)

2½ cucharadas de aceite de oliva, más para engrasar (37,5 ml)

¼ cebolla blanca (32 g)

¼ pimiento rojo (30 g)

¼ pimiento verde (30 g)

1 tallo de cebollín (2 g)

1 diente de ajo (6 g)

½ tallo de apio (6 g)

2½ tazas de carne de res molida (420 g)

1 tomate rallado o licuado (110 ml)

½ taza de agua (100 ml)

½ cucharadita de sal baja en sodio (2,5 g)

1½ cucharada de cilantro (8 g)

1 huevo, batido (50 g)

⅓ taza de guisantes verdes (34 g)

PREPARACIÓN

1. Cortar el plátano en rebanadas finas.

2. En una sartén con 2 cucharadas de aceite de oliva sobre fuego medio, cocinar las rebanadas hasta que queden doradas por ambos lados, aproximadamente 3 minutos por cada lado, colocar sobre papel absorbente y apartar.

3. Preparar el aliño para la carne colocando en la licuadora la cebolla, los pimientos, el cebollín, el ajo y el apio. Licuar.

4. Calentar a temperatura mediana una sartén grande antiadherente, agregar la ½ cucharada restante de aceite de oliva y luego el aliño.

5. Añadir a la carne molida, el tomate y sazonar al gusto.

6. Agregar el agua, la sal y cocinar durante 10–15 minutos. Una vez lista, incorporar el cilantro finamente picado y retirar del fuego.

7. Engrasar un molde rectangular o cuadrado con aceite, y agregar la mitad del huevo batido.

8. Colocar un piso de rebanadas de plátanos (como si estuvieras preparando una lasaña) una al lado de otra en el molde sobre el huevo batido creando una base, después agregar una capa de carne y luego una capa de guisantes. Cubrir con una nueva capa de plátanos, otra de carne y guisantes.

9. La capa final debe de quedar de plátanos. Agregar el huevo batido restante y hornear a 350°F (180°C) durante 30 minutos. Dejar que repose antes de servir.

Rendimiento: 3 porciones de 110 g.

INFORMACIÓN NUTRICIONAL

	En base a 100 g	Porción sugerida*
Calorías	381,8	381,8
Proteínas	38,18	38,18
Grasas	13	13
Carbohidratos	28,1	28,1
Fibra	2,9	2,9
Colesterol (mg)	221,1	221,1
Sodio (mg)	23,1	23,1

*1 porción de 100 g

MOFONGO DE CAMARONES

Aquí te presentamos una versión rica y saludable de este plato típico de Puerto Rico. Esta receta es baja en colesterol y grasas saturadas a la vez que aporta ácidos grasos poliinsaturados u omega 3 (grasa buena) que protegen tu sistema cardiovascular. El resultado es un aporte ideal de calorías para un almuerzo balanceado. Posee además carbohidratos complejos provenientes del plátano verde que te darán mucha energía, vitaminas del complejo B, ácido fólico, potasio, magnesio, calcio, selenio, zinc y hierro. Igualmente, el plátano contiene triptófano, un aminoácido esencial, precursor de la serotonina u hormona de la felicidad, que te mantendrá contento y satisfecho mientras bajas de peso.

INGREDIENTES

200 g de camarones pelados
½ cucharadita de ajo en polvo (2,5 g)
1 cucharadita de jugo de limón (5 ml)

½ cucharadita de sal baja en sodio (2,5 g)
¼ cucharadita de pimienta negra recién
    molida (1,5 g)

Para el mofongo:

2 plátanos verdes, pelados y cortados en
    rodajas de aproximadamente 2 cm (413 g)
½ cucharada de aceita de oliva (7 ml)
1 diente de ajo grande (7 g)

2 cucharaditas de jugo de limón (10 ml)
½ cucharadita de sal baja en sodio (2,5 g)
3 cucharadas de agua (45 ml)

Para la salsa roja:

3 tomates rojos (105 g)
4 chiles verde y rojos pequeños (172 g)
2 tazas de agua (480 ml)
3 cucharadas de cilantro (20 g)
3 dientes de ajo (18 g)
1 cucharada de aceite de onoto (15 ml)
1 cebolla (95 g)

1 cucharada de pasta de tomate natural (17 g)
½ cucharadita de sal baja en sodio (2,5 g)
2 cucharadas de cilantro fresco, finamente
    cortado (12 g)
3 tallos de cebollín, cortados en rodajitas
    delgadas (23 g)

PREPARACIÓN

1. Sazonar los camarones con el ajo en polvo, limón, sal y pimienta. Reservar.

Mofongo:

1. Precalentar el horno a 450°F (230°C).
2. Colocar los plátanos en una bandeja lo suficientemente grande para que quepan, rociar con el aceite de oliva, cubrir con papel de aluminio y hornear hasta que se ablanden por completo.
3. Retirar del horno y el papel de aluminio.
4. Colocarlos en un mortero acompañados del diente de ajo y majar hasta conseguir un puré. En caso de no tener el mortero, se puede usar un tenedor.
5. Añadir el jugo de limón y la sal.
6. En caso de quererlo más cremoso, ir añadiendo de a poco el agua hasta conseguir la consistencia deseada.
7. Servir caliente.

Salsa roja con camarones:

1. En una olla a fuego medio, cocinar los tomates y los chiles en el agua hasta que estén suaves. Dejar enfriar un poco, licuar con el cilantro y el ajo.
2. En una sartén a fuego medio, colocar el aceite de onoto y sofreír la cebolla picada durante 3 minutos o hasta que la cebolla se marchite. Añadir a la cebolla marchita el licuado, la pasta de tomate y dejar cocinar durante unos 20 minutos.
3. Agregar los camarones sazonados y cocinar 5 minutos máximo, si no los camarones quedarán recocidos. Verificar el sabor y en caso de ser necesario, añadir la sal.
4. Una vez que estén listos los camarones en salsa, añadir el cilantro y el cebollín.
5. Servir el mofongo caliente acompañado de los camarones en salsa.

Rendimiento: 2 porciones de 170 g de camarones + ¾ taza de mofongo (163 g).

INFORMACIÓN NUTRICIONAL

	En base a 100 g	Porción sugerida*
Calorías	145	480
Proteínas	7,1	23,6
Grasas	4,2	14
Carbohidratos	19,8	65,4
Fibra	3	9,7
Colesterol (mg)	45	150
Sodio (mg)	281	930

*¾ taza de mofongo (163 g) + 170 g de camarones en salsa

VENEZUELA

Las recetas venezolanas me hacen recordar a mi hogar, a las comidas que me hace mi mamá, a momentos alegres con mi familia. Me causan nostalgia y placer, por eso aquí les incluyo estas hallacas venezolanas para que puedan disfrutar de esos gustos típicos de mi país. ¿Quién dijo que las hallacas solo se pueden comer en diciembre? Aquí tienes una receta saludable para disfrutar de este plato navideño típico cualquier día de la semana como un delicioso almuerzo.

HALLACA VENEZOLANA

La hallaca es uno de los platos venezolanos preferidos durante la época decembrina, por lo tanto no podía dejar de incluirse en este libro. Esta propuesta saludable ofrece una hallaca con al menos la mitad de las calorías que la versión original (270 calorías por porción), baja en sodio y carbohidratos y nutricionalmente balanceada, por lo que podrás seguir disfrutando sanamente de este sabor sin sentirte culpable y sin descuidar tu peso ni tu salud. Quizás te parezcan un poco laboriosas pero puedes prepararlas en familia haciendo una fiesta y lo mejor es que rinden muchísimo, así que podrás congelarlas y comerlas cuando gustes. ¡No olvides acompañarlas de alguna guarnición con vegetales como una ensalada cruda!

INGREDIENTES

Para las carnes y la marinada:

500 g de carne de res, limpia y cortada en cubos de 1,5 cm

365 g de carne de pernil de cerdo, cortada en cubos de 1,5 cm

425 g de pechuga de pollo, cortada en cubos de 1,5 cm

½ cucharadita de sal baja en sodio (2,5 g)

¼ cucharadita de pimienta negra recién molida (1,25 g)

1 cucharadita de especias al gusto, como por ejemplo ajo, cebolla, perejil, comino (2,5 g)

Para el guiso:

Primera etapa: Aliño

½ taza de aceite de oliva (120 ml)

1 taza de cebolla triturada (220 g)

1 taza de la parte blanca del ajo porro (200 g)

¾ taza de la parte blanca del cebollín (140 g)

½ taza de apio (90 g)

8 dientes de ajo grandes, molidos (30 g)

¾ taza de pimiento rojo molido (140 g)

2 tazas de tomate molido (400 g)

3 ajíes dulces, finamente cortados (32 g)

1 ají picante, finamente cortado (12 g)

Segunda etapa: Guiso de carne

1¼ kg de carnes selladas

3 tazas de aliño (750 g)

½ taza de caldo de verdura, pollo o carne (120 ml)

2 sobres de endulzante a base de estevia (6 g)

1 cucharadita de comino (3 g)

1½ taza de caldo de pollo, verdura, carne o agua (360 ml)

1 manojo de cilantro, finamente cortado (15 g)

1 manojo de perejil, finamente cortado (15 g)

Para la masa:

½ taza de aceite de oliva (120 ml)

2 dientes de ajo con piel, cortados por la mitad (5 g)

¼ taza de semillas de onoto o achiote (35 g)

2½ tazas de agua, aproximadamente (680 ml)

½ cucharada de sal baja en sodio (8 g)

3 tazas de harina de maíz (436 g)

Para la confección:

50 hojas de plátano para hallacas (1 kg)

1 pimiento rojo, cortado en tiras (50 g)

½ pimiento verde, cortado en tiras (25 g)

1 cebolla, cortada en medias lunas delgadas (56 g)

1 taza de almendras enteras con piel (50 g)

1 rollo de pabilo o hilo grueso para la cocina

PREPARACIÓN

Carnes y marinada:

1. Sazonar los cubos de carne de res, de pernil y de pollo por separado con la sal, pimienta negra y especias.

Guiso:

1. Calentar bien el aceite en una olla a fuego medio, agregar en el orden en que aparecen en la lista de ingredientes cada vegetal "molido grueso"*, dejando que cada uno

---

* Al hablar de "molido grueso" nos referimos a picar primero en trozos medianos y luego moler en un procesador de alimentos, sin que quede totalmente licuado. Tanto el pimiento como el tomate, una vez licuados deben colarse para que no tengan semillas y reservar el líquido para la preparación.

se vaya cocinando unos 5 minutos antes de añadir el siguiente. Una vez que estén todos juntos, dejar que llegue a un hervor y cocinar 20 minutos más sin dejar de mover con una paleta de madera.

2. En una sartén, dorar la carne de pernil. Una vez lista, agregar al guiso. Remover lo pegado de la sartén con ¼ taza de caldo o agua y agregar también al guiso.

3. Repetir el mismo procedimiento con la carne de res y el pollo por separado usando la misma sartén y la restante ¼ taza de caldo. Dejar cocinar 15 minutos cada una y añadir también al guiso.

4. Al transcurrir los 15 minutos de cocción del guiso con todas las carnes incluidas, probar las carnes y si están un poco duras dejar cocinar unos 10 a 15 minutos más tapando el guiso hasta que se sientan más blandas.

5. Una vez pasado el tiempo necesario, apagar, dejar reposar y mantener tapado.

Masa:

1. Calentar el aceite, agregar el ajo y dejar cocinar por 3 minutos. Añadir las semillas de onoto, cocinar por 2 minutos hasta que se coloreen, apagar y dejar enfriar. Colar las semillas y el ajo y reservar.

2. Para empezar a hacer la masa mezclar el agua con la sal y asegurarse de que queda muy bien disuelta.

3. Ir añadiendo la harina de maíz sin dejar de amasar, poco a poco para evitar los grumos.

4. Una vez lista la masa, dejar reposar 5 minutos y continuar agregando el aceite de ajo y anoto de a poco hasta que se considere que la masa está muy suave y flexible. Mantener tapada con un paño húmedo.

Confección:

1. Lavar las hojas de plátano y dejarlas secar.

2. Extender ¾ de la masa sobre la hoja más grande, formando una capa bien fina y más gruesa en el medio donde irá el guiso.

3. Colocar 2 cucharadas grandes de guiso.

4. Por cada hallaca se colocarán: 1 tira de pimiento rojo, 1 tira de pimiento verde, 2 láminas de cebolla y 2 almendras.

5. Encima del adorno colocar otras 2 cucharadas de guiso y envolver la hoja dándole la forma rectangular de la hallaca tradicional.

6. Amarrar con pabilo. Se repetirá el mismo paso a paso con cada hallaca.

7. Cocinar en agua hirviendo con sal. Al transcurrir 15 minutos dar vuelta las hallacas y cocinar 10 minutos más.

8. Retirarlas del agua y dejar escurrir muy bien, mínimo 10 minutos.
9. ¡Servir y disfrutar!

Rendimiento: 14 hallacas de 270 g cada una.

INFORMACIÓN NUTRICIONAL

	En base a 100 g	Porción sugerida*
Calorías	90	270
Proteínas	6,7	20,3
Grasas	5,9	17,7
Carbohidratos	2,4	7,4
Fibra	1	3,17
Colesterol (mg)	22,4	67,4
Sodio (mg)	21,3	64

*1 hallaca

EL SALVADOR

La cocina tradicional de El Salvador se basa en un ingrediente milenario: el maíz. Sin embargo, para este almuerzo hemos decidido elegir un plato típico a base de plátanos, que se encuentra fácilmente en las panaderías o restaurantes clásicos de El Salvador: las canoas de plátano. Son fáciles de hacer, sabrosas y te brindarán la energía y los nutrientes que necesitas para terminar todo lo que te queda pendiente en la tarde antes de finalizar tu día.

CANOAS DE PLÁTANO CON POLLO (EL SALVADOR/PUERTO RICO)

Las canoas de plátano en su versión ligera y saludable (horneadas) constituyen una receta que se puede elaborar fácilmente y además, desde un punto de vista nutricional, son muy completas. El plátano es uno de los carbohidratos más deliciosos que existen por su agradable sabor dulce y además se considera una excelente fuente de energía directa. También es alto en vitaminas y minerales como el magnesio y el potasio, ideal para quienes hacen ejercicio y para contrarrestar la retención de líquido. Este plato además aporta proteína magra (baja en grasa), la cual es excelente para el crecimiento y desarrollo muscular, para generar saciedad y para controlar el apetito, lo que te ayudará a bajar de peso en forma saludable.

INGREDIENTES

4 plátanos maduros pelados (700 g)

papel de aluminio

¼ cebolla blanca (32 g)

¼ pimiento rojo (30 g)

¼ pimiento verde (30 g)

½ tallo de apio (6 g)

1 tallo de cebollín (2 g)

1 diente de ajo (6 g)

3 cucharadas de agua (45 ml)

1 cucharada de aceite vegetal o de oliva (15 ml)

2 tazas de pollo cocido desmechado (210 g)

1 cucharadita de onoto en polvo (5 g)

1½ cucharada de cilantro picado (8 g)

½ cucharadita de sal baja en sodio (2,5 g)

PREPARACIÓN

Plátanos:

1. Pelar los plátanos, envolver en papel de aluminio sin pegarlo completamente al plátano, para que circule vapor alrededor de él. El papel aluminio debe quedar bien sellado en las esquinas.
2. Hornear a 350°F (180°C) hasta que estén bien cocidos, aproximadamente 35 minutos.
3. Retirar del horno, sacar los plátanos del envoltorio de papel de aluminio cuidando de no quemarse con el vapor.
4. Hacer un corte a lo largo en la parte superior de cada plátano sin traspasar al otro extremo.
5. Dejar a un lado.

Guiso de pollo:

1. Trocear la cebolla, los pimientos, el apio y el cebollín.
2. Machacar el ajo. Colocar los vegetales troceados, el ajo y el agua en la licuadora. Licuar hasta triturar muy bien todos los ingredientes.
3. En una olla grande caliente sobre fuego medio añadir el aceite y la mezcla anterior, dejar cocinar unos 5 minutos.
4. Incorporar el pollo desmechado, el onoto, el cilantro y la sal. Mezclar. Cocinar a fuego bajo entre 10 y 12 minutos, moviendo cada cierto tiempo.
5. Rellenar cada plátano con el guiso de pollo caliente. Servir.

Rendimiento: 4 porciones de 150 g de plátano + 70 g de pollo.

INFORMACIÓN NUTRICIONAL

	En base a 100 g	Porción sugerida*
Calorías	143	316
Proteínas	6,6	14,6
Grasas	2,3	5,1
Carbohidratos	24	53
Fibra	1,7	3,7
Colesterol (mg)	18,6	41,1
Sodio (mg)	26,6	58,7

*150 g de plátano + 70 g de pollo

CUBA

Uno de los platos tradicionales y reconfortantes que nunca falta en una casa cubana es un buen arroz con pollo. Cada quien tiene su propia receta especial, y ahora tú tienes la tuya: una versión más saludable pero igualmente deliciosa para compartir un almuerzo ideal junto a tus seres queridos.

ARROZ CUBANO CON POLLO
(CUBA, REPÚBLICA DOMINICANA Y PUERTO RICO)

Este almuerzo tradicional cubano es muy económico, rendidor, fácil de hacer, pero sobre todo agradable para compartir y celebrar la vida con familiares y amigos. Lo mejor es que permite combinar el pollo, que es una proteína saludable, con el arroz integral que además aporta carbohidratos complejos y mucha más fibra que el arroz blanco. Al agregar una fiesta de vegetales obtendrás un plato equilibrado, completo y con un alto contenido de vitaminas y antioxidantes pero, sobre todo, lleno de color y sabor. Celebra tus fiestas en casa con el arroz cubano con pollo y, mientras bajas de peso, ¡harás feliz a todos los que te rodeen!

INGREDIENTES

1 limón, para limpiar el pollo
1 pollo, despresado (573 g)
1½ diente de ajo (9 g)
1 cucharadita de sal baja en sodio (5 g)
Jugo de un limón, para marinar (20 ml)
1 cucharada de aceite de oliva (15 ml)
½ cebolla, finamente picada (100 g)
4 ajíes dulces, finamente picados (20 g)
½ pimiento verde, finamente picado (60 g)
½ pimiento rojo, finamente picado (60 g)
2 tallos de cebollín, finamente picados (20 g)

½ taza de tomates licuados (100 ml)
1 cucharadita de sal baja en sodio (5 g)
½ cucharadita de pimienta (2,5 g)
1 hoja de laurel
½ cucharada de pimiento dulce molido (7,5 g)
½ cucharadita de azafrán (2,5 g)
2 tazas caldo de pollo o agua (450 ml)
1 taza de arroz integral (200 g)
½ taza de guisantes verdes (80 g)
3 cucharadas de cilantro picado (15 g)

PREPARACIÓN

1. Cortar el limón a la mitad, exprimir sobre el pollo y restregar con la mano cada pieza limpiándola. Incluso se pueden usar las mitades ya exprimidas, restregándolas contra el pollo. Enjuagar muy bien con agua.

2. Marinar las piezas de pollo 5 horas antes, con el ajo machacado, la sal y el jugo de limón.

3. Al momento de preparar el arroz, sacar el pollo del marinado y escurrirlo en un plato con un papel absorbente.

4. Calentar el aceite a fuego medio y cocinar el pollo. Luego añadir la cebolla, los ajíes, los pimientos y el cebollín.

5. Al transcurrir unos 5 minutos, añadir los tomates licuados, la sal, la pimienta, la hoja de laurel, el pimiento dulce molido, el azafrán y el caldo o el agua.

6. Cuando el caldo hierva, añadir el arroz y cocinar a fuego lento. A los 10 minutos añadir los guisantes verdes.

7. Al estar cocido el arroz apagar el fuego y, antes de servir, espolvorear el cilantro para decorar. Servir inmediatamente.

Rendimiento: 4 porciones de 200 g cada una.

INFORMACIÓN NUTRICIONAL

	En base a 100 g	Porción sugerida*
Calorías	210	420
Proteínas	14,8	29,6
Grasas	5,7	11,5
Carbohidratos	24,7	49,4
Fibra	2,3	4,6
Colesterol (mg)	81	162
Sodio (mg)	279,5	559

*1½ taza de arroz con pollo

REPÚBLICA DOMINICANA

Una de las comidas tradicionales dominicanas más populares es el famoso mangú. Se dice que el nombre de este plato proviene de la primera invasión norteamericana en 1916. Parece ser que cuando un soldado americano se aventuró a probar este puré medio verde no pudo creer lo rico que era y dijo: *"Man, that's good. Man… good!"*. Los dominicanos, al no entender el idioma, lo interpretaron como "man-gu" y desde ese entonces le quedó el nombre "mangú".

MANGÚ CON BROCHETA DE POLLO

El mangú es una receta típica dominicana que se elabora a partir de plátanos verdes cocidos y triturados. Se trata de un plato rico y muy económico, ideal para degustar a modo de entrada o aperitivo. Nuestra versión, que incluye brochetas de pollo y vegetales a la parrilla con puré de plátano verde, le agrega a este plato tradicional muchas propiedades nutricionales. Con apenas 490 calorías (ideal para un almuerzo saludable), es una excelente fuente de carbohidratos complejos y fibra, lo que resulta ser el combustible energético perfecto para el cerebro. El plátano verde, a diferencia de otros carbohidratos almidonados como el camote o la papa, contiene mucha más fibra, lo que lo convierte en un gran aliado del sistema digestivo. Pero también, al ser acompañado de pechuga de pollo ofrece un aporte importante de proteína de excelente calidad biológica, la cual genera saciedad, control del apetito y favorece tu proceso para bajar de peso en forma saludable.

INGREDIENTES
Para la marinada:
½ cucharadita de sal baja en sodio (2,5 g)

¼ cucharadita de ajo en polvo (1,25 g)

3 dientes de ajo, machacados (7 g)

¼ cebolla, rallada (43 g)

¼ pimiento rojo, rallado (42 g)

1½ cucharada de jugo de limón (22,5 ml)

1 cucharadita de agua (5 ml)

Para la brocheta:

4 palitos para brochetas

2 pechugas enteras de pollo sin hueso (300 g)

¼ pimiento (30 g)

½ calabacín (59 g)

3 champiñones (32 g)

Para el mangú:

1½ taza de agua, para la cocción (350 ml)

1 plátano verde pequeño (120 g)

1 cucharadita de sal baja en sodio (5 g)

½ cucharada de aceite de oliva (7,5 ml)

½ cebolla morada (45 g)

1 cucharadita de jugo de limón (5 ml) (opcional)

PREPARACIÓN

Marinada:
1. En un bol añadir todos los ingredientes de la marinada, mezclar y reservar.

Brochetas:
1. Remojar en suficiente agua, 15 minutos mínimo, los palitos de madera para armar las brochetas.
2. Cortar el pollo en cubos de 2,5 cm.
3. Cortar el pimiento, el calabacín y los champiñones en cubos de 2,5 cm.
4. Armar las brochetas con los vegetales y el pollo.
5. Colocar las brochetas armadas en un bol con la marinada y dejar reposar durante 1 o 2 horas antes de cocinar.
6. En una parrilla o sartén tipo grill (sobre fuego alto si se usa la sartén) cocinar las brochetas hasta dorar por ambos lados. Esperar a que se cocine bien el pollo, aproximadamente 3 minutos por cada lado.

Mangú:
1. En una olla colocar el agua y el plátano sin la piel, cortado en rodajas de 2 cm de ancho. Añadir la sal y dejar hervir hasta que los plátanos estén bien cocidos.
2. Retirar del agua y antes de que se enfríen, majar o triturar a mano, agregar un poco de agua de la cocción siempre y cuando sea necesario, todavía caliente, esto es para que quede bien suave.
3. Seguidamente añadir el aceite de oliva sin parar de majar hasta tener un puré bien suave y uniforme.

4. Se puede acompañar con cebolla morada picada finamente y remojada en jugo de limón una media hora antes.
5. Servir acompañante de las brochetas.

Rendimiento: 2 porciones de mangú (85 g cada una) y 4 brochetas (110 g cada una).

INFORMACIÓN NUTRICIONAL

	En base a 100 g	Porción sugerida*
Calorías	160	490
Proteínas	12,3	37,6
Grasas	3,2	9,8
Carbohidratos	20,6	63
Fibra	1,5	4,7
Colesterol (mg)	37,5	114,5
Sodio (mg)	65	198

*2 brochetas de 110 g c/u + ⅓ taza de mangú (85 g)

ARGENTINA-COLOMBIA

Una amiga argentina una vez me contó que si caminas por las calles de Argentina un domingo, ¡se siente el aroma a asado en el aire! Ahora imagínate esa parrillada clásica argentina combinada con las papas chorreadas tradicionales de Colombia… se me hace agua la boca de solo pensarlo. ¡Pero no lo pienses dos veces… manos a la obra y a disfrutar de este delicioso almuerzo!

PARRILLADA CON PAPAS CHORREADAS

Un asado jamás debe faltar dentro de una dieta equilibrada, dado que para nadie es un secreto que uno de los métodos de preparación de comidas más saludable es "a la parrilla o asado" ya que estos alimentos conservan menos grasa (porque se escurre) y logran tener un gusto exquisito tan solo con sazonadores naturales o especias. En este caso se logró una perfecta combinación de sabores y alimentos muy nutritivos en una misma comida. Este almuerzo es un plato perfectamente balanceado, que proporciona al organismo una fuente importante de carbohidratos complejos a través de las papas (dan combustible y energía inmediata), necesarios incluso para bajar de peso. Así mismo, es alto en proteína de alto valor biológico, que aporta todos los aminoácidos esenciales que se necesitan para que el metabolismo se mantenga activo y funcione correctamente.

INGREDIENTES
Para las papas chorreadas:

4 papas peladas (736 g)

Agua o caldo de pollo sin sal suficiente para cocinar las papas, aproximadamente 2 litros

1 cucharada de aceite de oliva (15 ml)

1 cebolla cortada en cubos pequeños (180 g)

6 tomates, pelados y cortados (330 g)

¼ cucharadita de ajo en polvo (1,25 g)

¼ cucharadita de comino (1,25 g)

¼ cucharadita de sal baja en sodio (1,25 g)

⅛ cucharadita de pimienta negra recién molida (1 g)

2 cucharadas de cilantro finamente picado (10 g)

Para la parrillada:

½ cucharadita de sal baja en sodio (2,5 g)

1 cucharadita de comino molido (5 g)

1 cucharadita de ajo en polvo (5 g)

½ cucharadita de pimienta negra recién molida (2,5 g)

1 kg de sobrebarriga o cualquier otra pieza de carne de tu preferencia

PREPARACIÓN

Papas chorreadas:

1. Colocar las papas y el caldo de pollo en una olla mediana a fuego alto. Hervir, bajar a fuego medio y cocinar unos 30 minutos hasta que estén blandas. Escurrir y reservar.

2. Mientras las papas se están cocinando, calentar el aceite en una sartén a fuego medio.

3. Agregar la cebolla y los tomates, revolver y cocinar unos 7 minutos. Añadir el ajo en polvo, el comino, la sal y la pimienta. Revolver y cocinar por 2 minutos más.

4. Una vez que estén listas las papas, licuar ½ taza de papas cocidas con ¼ taza de agua. Dejar el resto sin licuar.

5. Añadir a la salsa de tomate la papa licuada y el cilantro. Mezclar bien, bajar el fuego y cocinar por 3 minutos o hasta que la papa licuada se haya incorporado a la salsa. Reservar.

Parrillada:

1. Colocar la sal, el comino, el ajo en polvo y la pimienta negra recién molida a la pieza de carne.

2. En la parrilla bien caliente dorar por ambos lados la pieza de carne, aproximadamente 3–4 minutos por cada lado. Servir con las papas cocidas y verter la salsa sobre las papas.

Rendimiento: 4 porciones de sobrebarriga de 200 g cada una + una papa cocida (180 g) + 1½ taza de salsa (160 g).

INFORMACIÓN NUTRICIONAL

	En base a 100 g	Porción sugerida*
Calorías	117	320
Proteínas	11,3	43
Grasas	2,9	11,1
Carbohidratos	11,5	44
Fibra	1,3	5
Colesterol (mg)	45,3	172,2
Sodio (mg)	131,3	499

*200 g de sobrebarriga + 1 papa cocida (180 g) + 1½ taza de salsa (160 g)

PERÚ

La causa limeña es una receta deliciosa de la cocina peruana, y tan popular que en un día caliente de verano en Lima es uno de los platos que más se piden a la hora de sentarse a la mesa. ¡Ahora tú también puedes comer este almuerzo radiante y refrescante mientras bajas de peso!

CAUSA LIMEÑA DE ATÚN

Suave y delicada, la causa limeña se ha ganado un merecido puesto entre los mejores platos típicos de la gastronomía peruana. Nuestro libro de recetas te trae esta versión saludable y con ingredientes de calidad, que te ayudarán a llevar una dieta equilibrada sin descuidar tu peso. La papa, estrella principal de este plato, ofrece una importante fuente de carbohidratos complejos (que aportan energía), minerales, como el potasio, y resulta ser buena fuente de fibra y vitaminas B6 y C. Por otra parte, se complementa con el atún, un pescado azul con alto contenido de omega 3 y proteínas de excelente calidad biológica, indispensables para el correcto funcionamiento del organismo. Es una combinación realmente baja en colesterol, que cuidará además de tu salud cardiovascular.

INGREDIENTES

½ cebolla morada pequeña, cortada en cubos pequeños (27 g)

1 tallo de cebollín, finamente picado (5 g)

3 ajíes rojos, en cubos muy pequeños (29 g)

1 cucharadita de sal baja en sodio (6 g)

4 cucharaditas de jugo de limón (20 ml)

2 papas (176 g)

4 cucharadas de pasta de ají amarillo (60 g)

2 huevos cocidos, sin cascara, finamente cortados (100 g)

1¼ taza de atún en conserva (249 g)

2 aguacates maduros (179 g)

1 puñado de cilantro (30 g)

PREPARACIÓN

1. En un bol colocar la cebolla, el cebollín, los ajíes, ½ cucharadita de sal y 2 cucharaditas de jugo de limón. Macerar.
2. Pelar las papas, cortar en cubos pequeños de 1,5 cm, poner en una olla a fuego medio con agua y la restante ½ cucharadita de sal, y dejar hervir.

3. Cocinar por unos 15–20 minutos o hasta ablandar las papas y que puedan perforarse con un tenedor.

4. Retirar las papas del agua y triturar con un pasapuré o un tenedor hasta convertir en puré.

5. Agregar la pasta de ají amarillo y el resto del jugo de limón, y sazonar. Dejar a un lado.

6. En un bol aparte colocar los huevos, el atún desmenuzado, la preparación de vegetales macerados y la mitad del aguacate en puré. Mezclar y reservar.

7. Trocear y majar un poco la mitad restante del aguacate.

8. Poner en una fuente o un aro sin fin un tercio del puré de papas. Dispersar por todo el recipiente de modo de hacer una capa. Agregar puré de aguacate majado.

9. Seguidamente, extender el segundo tercio del puré de papas para formar la segunda capa y seguidamente colocar la mezcla del atún; luego cubrir con el puré de papas restante.

10. Decorar con cilantro y rodajas de aguacate. Servir.

Rendimiento: 3 porciones que contienen ⅓ taza de puré de papas (70 g) + 170 g de atún + 2 cucharadas de aguacate (25 g).

INFORMACIÓN NUTRICIONAL

	En base a 100 g	Porción sugerida*
Calorías	118	312
Proteínas	10,7	28,5
Grasas	4,9	13
Carbohidratos	7,7	20,5
Fibra	1,3	3,5
Colesterol (mg)	12,8	34
Sodio (mg)	165	437

70 g de puré de papa (⅓ taza) + 170 g de atún preparado + 2 cucharadas de aguacate (25 g)

ECUADOR

En la mayoría de nuestros países existe algún plato al cual recurrimos con los ojos cerrados al despertar después de una noche de fiestas con una mega resaca o cruda porque sabemos que es la mejor cura. En Ecuador se lo conoce como el encebollado de pescado, uno de los platos nacionales que tradicionalmente se sirve en cualquiera de las tres comidas principales del día. Aquí te damos una versión bien sabrosa y sana para gozar a la hora del almuerzo. No sé si te curará el malestar después de un gran festejo, ¡pero sí sé que te puede ayudar a bajar de peso!

ENCEBOLLADO DE PESCADO

El pescado blanco es fundamental en toda alimentación saludable y equilibrada. Al menos tres a cuatro veces por semana debe estar presente en tus comidas, por ser fuente principal de omega 3, una grasa buena que mantiene tu corazón fuerte y saludable. Uno de los principales beneficios del pescado es la calidad de su proteína, además de ser libre de colesterol, aportar vitaminas del complejo B y minerales como el fósforo, el calcio, el hierro, el yodo y el cobre. Esta receta aporta 32 g de proteína por porción sugerida, es decir, la mitad de las calorías totales son a partir de proteínas, lo que acelera el metabolismo, favorece el control del apetito y mejora la sensibilidad a la insulina, ayudándote en forma efectiva a bajar de peso.

INGREDIENTES

1 cucharada de aceite de oliva (15 ml)

1 cebolla, cortada en cubos pequeños de 3 mm (46 g)

2 tomates maduros, cortados en cubos pequeños de 0,5 cm (64 g)

1 cucharadita de ají o pimiento molido no picante (6 g)

2 cucharaditas de ajo en polvo (12 g)

1 cucharadita de comino molido (5 g)

½ cucharadita de sal baja en sodio (2,5 g)

¼ cucharadita de pimienta negra recién molida (1,25 g)

1 litro de caldo de pescado o agua

5 ramas de cilantro, finamente picadas, más extra para acompañar (6 g)

120 g de yuca pelada y troceada

2 filetes de pescado (atún blanco, sierra, pez espada, mahi-mahi) (400 g)

Para el curtido:

1 cebolla colorada, cortada en rodajas finas (46 g)

Sal baja en sodio al gusto

Jugo de 3 limones (1½ cucharada) (10 ml)

2 tomates medianos, cortados en rodajas finas (62 g)

2 cucharadas de cilantro finamente picado (6 g)

1 ramita de cilantro finamente picado para decorar

PREPARACIÓN

1. En una sartén grande a fuego medio, hacer un sofrito con el aceite de oliva, la cebolla, los tomates, el ají o pimiento molido, el ajo en polvo, el comino, la sal y la pimienta negra. Dejar cocinar unos minutos hasta que se vea bien marchito.

2. Añadir el caldo o agua y el cilantro. Al hervir, incorporar la yuca y cocinar hasta que ablande. Retirar una vez cocida.

3. Incorporar el pescado. El pescado se debe cocinar aproximadamente en unos 15 minutos. Retirar.

4. Separar el pescado en lonjas y dejar a un lado.

5. Una vez que vuelva a hervir el caldo de pescado, añadir de nuevo las yucas cocidas y el pescado. Dejar que hierva 5 minutos más.

6. Añadir sal, si es necesario, y mantener caliente hasta que esté listo para servir.

Curtido:

1. Colocar las rodajas de cebolla en un bol con un poco de sal y un chorrito de jugo de limón. Cubrir y dejar reposar por unos 10 minutos.

2. Añadir el resto del jugo de limón a las cebollas y dejar reposar durante 30 minutos más.

3. Añadir las rodajas de tomate y el cilantro, mezclar bien y añadir sal al gusto.

4. Servir como acompañante del encebollado junto con cilantro finamente picado.

Rendimiento: 3 porciones de pescado 260 g cada una + 41 g de curtido.

INFORMACIÓN NUTRICIONAL

	En base a 100 g	Porción sugerida*
Calorías	84	255
Proteínas	10,8	32,4
Grasas	1,4	4,4
Carbohidratos	7	21,4
Fibra	0,8	2,5
Colesterol (mg)		
Sodio (mg)	3,6	11

*260 g de pescado + 41 g de curtido

ESTADOS UNIDOS

Un sándwich es un almuerzo muy estadounidense al cual muchos recurrimos como una comida fácil de hacer y rápida de comer cuando estamos a las carreras, pero a menudo viene recargado de ingredientes con demasiadas calorías. Con Yes You Can!® puedes comerte un sándwich delicioso y económico para almorzar, ¡como parte de tu dieta para bajar o mantener tu peso!

CLUBHOUSE SANDWICH

En todo momento del día, los sándwiches resultan una preparación versátil, completa, rápida y muy práctica, además de que ofrecen la facilidad de poder llevarlos a todas partes y comerlos sin ningún tipo de desperdicio. Sabemos que este plato en un restaurante puede llegar a ser muy alto en calorías, sobre todo cuando se acompaña de salsas o papas fritas. En esta oportunidad, te brindamos esta versión deliciosa y saludable a la vez. Este plato está elaborado con pan integral, alto en fibra, que favorece la absorción lenta de los nutrientes, lo que te permite quedar muy satisfecho y controlar el apetito. Asimismo, tiene una perfecta combinación de proteínas bajas en grasa y vegetales, lo que te aporta aminoácidos esenciales ideales para acelerar el metabolismo y bajar de peso, además de antioxidantes, vitaminas y minerales (provenientes de los vegetales). Esto lo hace un almuerzo muy completo que, sin duda alguna, podrás disfrutar sin remordimientos.

INGREDIENTES

3 rodajas de pan integral (115 g)

1½ taza de pollo cocido desmechado (149 g)

½ aguacate (96 g)

3 cucharadas de hojas de cilantro finamente picado (24 g)

½ cucharadita de sal baja en sodio (2,5 g)

1 tomate grande maduro (70 g)

4 huevos bien cocidos (208 g)

4 hojas de lechuga romana (45 g)

4 lonjas de pechuga de pavo sin grasa (96 g)

Para los aros de cebolla:

2 cebollas medianas (165 g)

3 huevos (150 g)

½ cucharadita de sal baja en sodio (2,5 g)

¼ cucharadita de pimienta negra recién molida (1,25 g)

1 cucharadita de ajo en polvo (6 g)

½ taza de almendras molidas (55 g)   1 cucharada de aceite de oliva (15 ml)

¼ taza de semillas de ajonjolí (30 g)

PREPARACIÓN

1. Tostar las rodajas de pan integral por una sola cara.
2. En un bol mezclar el pollo, el aguacate triturado, el cilantro y la sal.
3. Cortar el tomate y 3 huevos en rodajas, reservar el restante para decorar. Lavar y trocear las hojas de lechuga.
4. Armar el sándwich empezando por el pollo con aguacate, las rodajas de tomate, las lonjas de pavo y la lechuga. Colocar una rodaja de pan. Seguidamente colocar rodajas de huevo hervido, pavo, pollo con aguacate, rodajas de tomate y lechuga.
5. Terminar con la última capa de pan, envolver en papel film sin deformar, cortar en las dos diagonales del sándwich en forma de cruz, compactando sin hacer mucha fuerza para no deformar el sándwich.
6. Retirar el papel film

Aros de cebolla:

1. Precalentar el horno a 395°F (200°C).
2. Cortar las cebollas en aros gruesos. Dejar a un lado.
3. Batir los huevos en un bol. Condimentar con la sal, pimienta negra y ajo en polvo. Batir.
4. Sumergir los aros de cebolla en los huevos batidos y seguidamente, pasar por las almendras molidas. Volver a pasar por el huevo, la segunda vez pasar por las semillas de ajonjolí.
5. Conservar en el congelador hasta el momento de cocinar.
6. Preparar una bandeja untada con ½ cucharada aceite de oliva y colocar los aros de cebolla empanizados. Rociar por encima con el restante aceite y hornear a 395°F (200°C) por 15 minutos aproximadamente. Terminar de dorar en el horno, bajo la función *broil* durante 2–3 minutos.
7. Servir como acompañante junto con el último huevo hervido cortado en cuartos.

Rendimiento: 1 sándwich relleno de 540 g + 183 g de aros de cebolla.

INFORMACIÓN NUTRICIONAL

	En base a 100 g	Porción sugerida*
Calorías	77,5	490
Proteínas	6,6	42
Grasas	3	19
Carbohidratos	6	37,6
Fibra	1,1	7,3
Colesterol (mg)	155	980
Sodio (mg)	53,6	338

2 triángulos de sándwich de 270 g c/u + 90 g de aros de cebolla

INTERNACIONAL

Si te apetece un almuerzo internacional, aquí tienes dos opciones deliciosas. ¿*Shawarma* y arroz chino? ¡Pues claro que sí! No tienes por qué privarte de estas comidas. Simplemente tienes que aprender estas versiones bajas en calorías y servirte una porción moderada. La idea es que incorpores en tu vida recetas saludables que te resulten sabrosas y te ayuden a mantenerte enfocado.

SHAWARMA DE POLLO/CARNE

Si deseas cuidar tu peso y a la vez darte un buen gusto lleno de sabor, te traemos este clásico internacional: ¡*shawarma*! Un enrollado árabe de pollo o carne preparado con pan pita integral, vegetales y crema de ajonjolí. Un plato sencillo y rápido de preparar, ya sea para un almuerzo ligero o una cena (en cuyo caso sugiero evitar el pan pita). Esta *shawarma* aporta menos de 500 calorías, una cantidad ideal para un almuerzo saludable, dándote mucha energía y saciedad ya que tiene un alto contenido de proteína y aporta todos los aminoácidos necesarios para el organismo. ¡Lo mejor es que es muy práctico y puedes llevarlo a la oficina o el trabajo!

INGREDIENTES

Para la carne:

2 pechugas de pollo o bistec de lomo de aguja o lomito (400 g)

Condimento siete especias al gusto (mezcla de pimienta de Jamaica, pimienta negra, jengibre en polvo, canela en polvo, clavo de olor, nuez moscada y cilantro que se adquiere listo en los establecimientos que vendan productos árabes)

Sal baja en sodio y pimienta negra recién molida al gusto

1 cebolla morada, cortada en cubos pequeños (150 g)

¼ taza de vinagre rojo o balsámico (60 ml)

8 semillas de cardamomo

1 chicle árabe o *misky* (opcional)

Para la crema de ajonjolí o taratur:

½ taza de crema de ajonjolí (120 g)

Jugo de 2 limones (30 ml)

¼ taza de agua (60 ml)

Sal baja en sodio y pimienta negra recién
  molida al gusto

Para el ensamblaje de la shawarma:

4 porciones de pan de pita integral (56 g cada
  una)

1 tomate, cortado en cubos pequeños (150 g)

1 tallo de perejil, finamente cortado (30 g)

2 tallos de cebollín, finamente cortados (40 g)

6 rábanos, finamente cortados en bastoncitos
  (200 g)

PREPARACIÓN

Carne:

1. Condimentar el pollo o la carne con el condimento siete especias, sal y pimienta y colocar en un envase refractario. Dejar macerando en la nevera durante 4 horas.
2. En una licuadora agregar la cebolla y el vinagre rojo o balsámico procesar y reservar.
3. Precalentar el horno a 350°F (180°C).
4. Tomar las semillas de cardamomo y pulverizar en un mortero con una pizca de *misky* (chicle árabe), y agregar a el pollo o la carne en el envase refractario junto con el licuado de cebolla y vinagre.
5. Tapar con papel aluminio y hornear durante 1 hora hasta que se cocine el pollo (al término que se desea) o la carne (asegurándose que esté bien cocido por dentro). Luego quitar el papel aluminio y hornear aproximadamente 15 minutos más hasta que dore.

Crema de ajonjolí o taratur:

1. En una licuadora o manualmente, mezclar la crema de ajonjolí, el jugo de los limones, el agua, y sal y pimienta al gusto.

Ensamblaje:

1. Este plato se sirve sobre pan árabe integral caliente y blando. Agregar primero 100 gramos de la carne bien escurrida para que no se moje o rompa el pan.
2. Agregar encima el tomate, el perejil, el cebollín, los rábanos y por último 2 cucharadas de la crema de ajonjolí o taratur.
3. Cerrar cuidadosamente hasta formar un enrollado. Servir.

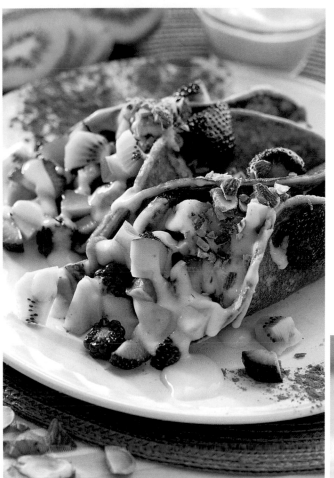

‹ *Desayunos*
MÉXICO
Tacos de fruta con crema (página 9)

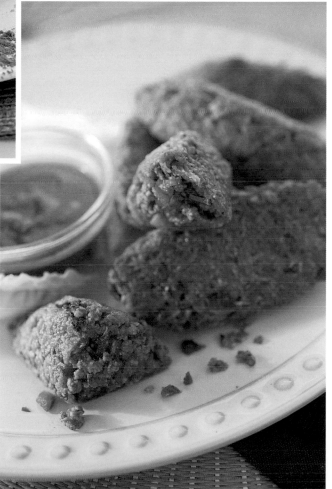

Desayunos ›
PUERTO RICO
Alcapurrias rellenas de
carne o pollo (página 14)

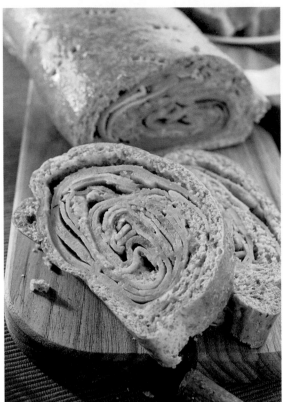

‹ *Desayunos*
VENEZUELA
Pan de jamón integral (página 22)

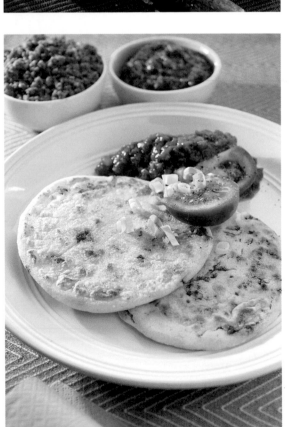

Desayunos
COLOMBIA
Pan de yuca con *omelette* (página 24)

‹ *Desayunos*
EL SALVADOR
Pupusas de carne molida (página 27)

Desayunos ›
COSTA RICA
Chorreadas con pollo
desmechado (página 30)

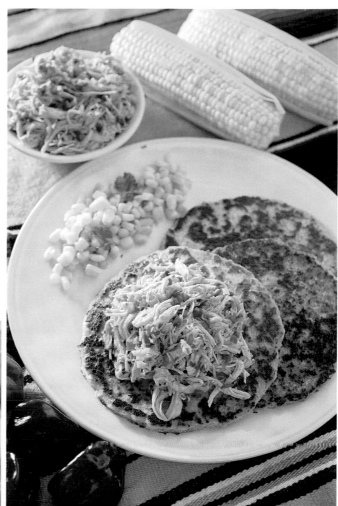

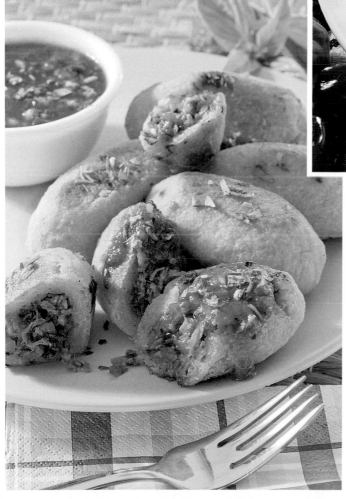

‹ *Desayunos*
PANAMÁ
Carimañola de carne o pollo (página 32)

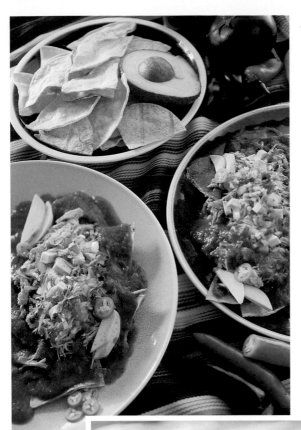

‹ *Almuerzos*
MÉXICO
Chilaquiles de pollo (página 47)

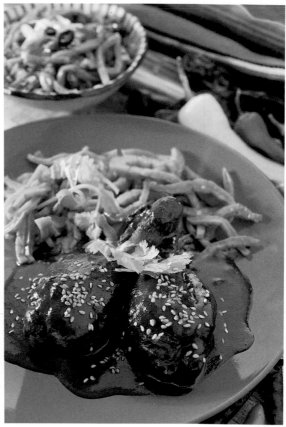

Almuerzos
MÉXICO
Pollo al mole con ensalada
de nopales (página 50)

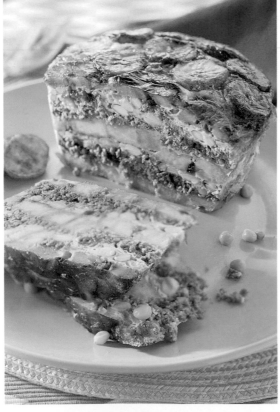

‹ *Almuerzos*
PUERTO RICO
Piñón de plátano con guiso
de carne (página 53)

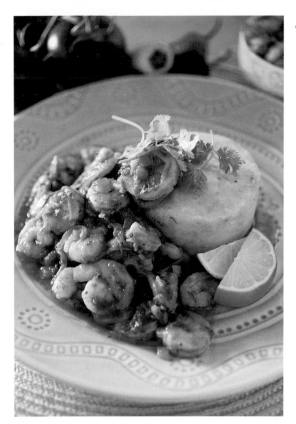

‹ *Almuerzos*
PUERTO RICO
Mofongo de camarones (página 56)

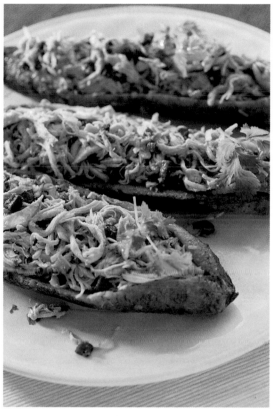

Almuerzos
EL SALVADOR
Canoas de plátano
con pollo (página 63)

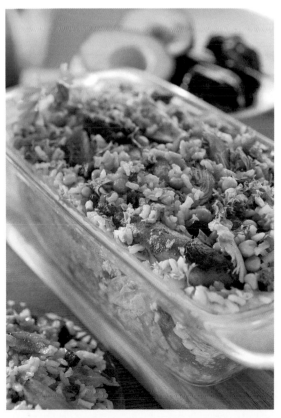

‹ *Almuerzos*
CUBA
Arroz cubano con pollo (página 65)

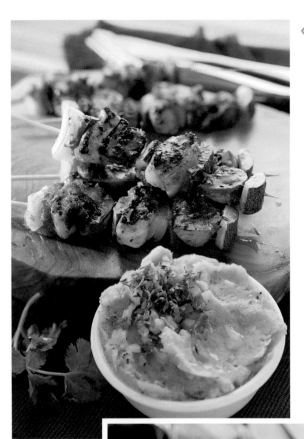

‹ *Almuerzos*
REPÚBLICA DOMINICANA
Mangú con brocheta de pollo (página 67)

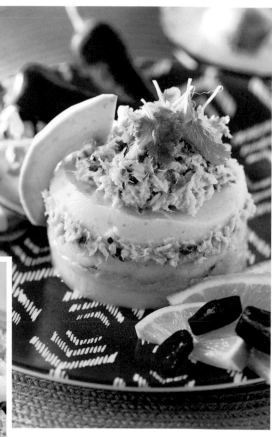

Almuerzos
PERÚ
Causa limeña de atún (página 73)

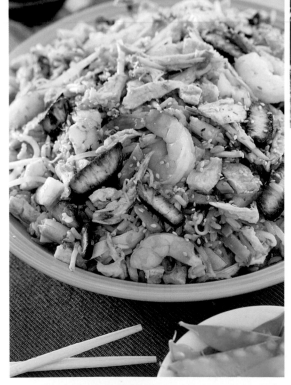

‹ *Almuerzos*
INTERNACIONAL
Arroz chino especial con camarones,
cerdo y pollo (página 84)

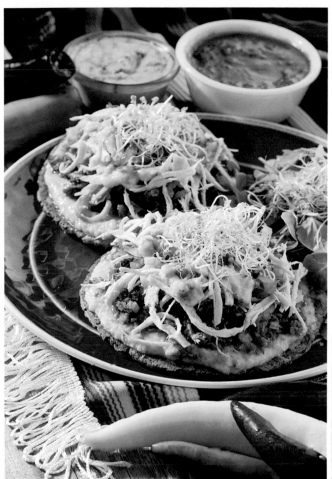

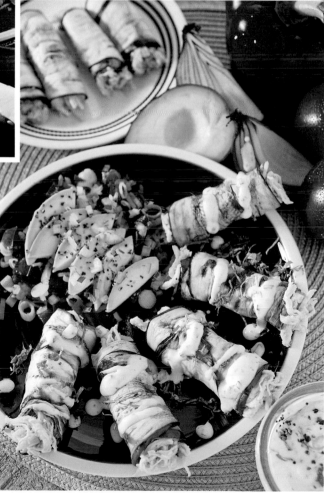

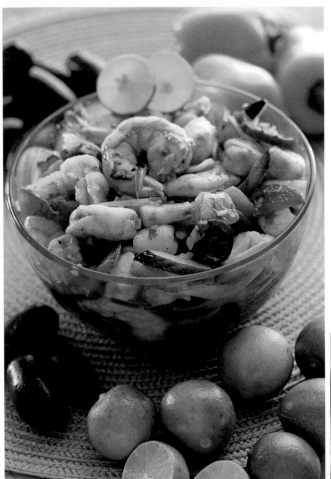

‹ *Cenas*
ECUADOR
Ceviche de camarón (página 95)

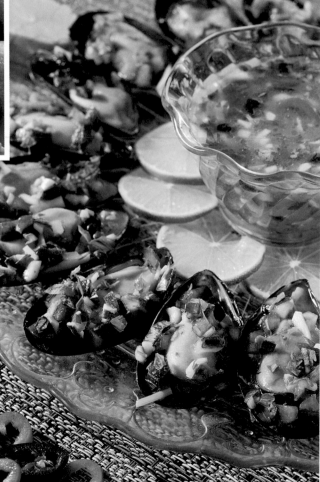

Cenas ›
PERÚ
Choros a la chalaca (página 99)

Rendimiento: 4 porciones o *shawarma* con 1 rebanada de pan pita integral (56 g) + 100 g de pollo o carne + ½ taza de vegetales frescos 120 g + 2 cucharadas de crema de ajonjolí (30 ml).

INFORMACIÓN NUTRICIONAL

	En base a 100 g	Porción sugerida*
Calorías	162	496
Proteínas	12	37
Grasas	6,7	20,5
Carbohidratos	13,4	41
Fibra	2	6,4
Colesterol (mg)	25,6	78,4
Sodio (mg)	106,3	325,5

1 rebanada de pan pita integral (56 g) + 100 g de pollo o carne + ½ taza de vegetales frescos (120 g) + 2 cucharadas de crema de ajonjolí (30 ml)

ARROZ CHINO ESPECIAL CON CAMARONES, CERDO Y POLLO

Nuestra versión de arroz chino integral bajo en grasas y sodio, condensa todos los nutrientes necesarios para llevar una dieta equilibrada en un mismo plato, desde el arroz integral como fuente importante de carbohidratos complejos, fibra, vitaminas (principalmente del grupo B y E) y minerales (magnesio, calcio, potasio y fósforo) hasta las diversas proteínas de origen animal que se incluyen, como el cerdo, los camarones, el pollo y los huevos. Los camarones son fuente de ácidos grasos omega 3, que han demostrado reducir el riesgo de enfermedades cardíacas, de la presión arterial alta, del cáncer e incluso del Alzheimer. Lo ideal es preparar esta receta con un arroz integral previamente cocido y enfriado en la nevera para evitar su sobre cocción, y así lograr que se mantenga el grano duro y suelto. ¡Recuerda, el arroz chino siempre será más saludable si es hecho en casa!

INGREDIENTES

2 cucharadas de aceite de oliva (15 ml)

1 cebolla pequeña, finamente cortada en juliana (150 g)

2 tazas de arroz integral (500 g)

5 tazas de caldo de pollo o agua

Sal baja en sodio y pimienta negra recién molida al gusto

1 pechuga de pollo deshuesada, cortada en tiras (200 g)

1 chuleta de cerdo, cortada en tiras (200 g)

10 camarones medianos, cortados en cubos (230 g)

2 dientes de ajo (20 g)

½ taza de pimiento rojo cortado en cuadritos (60 g)

3 tallos de cebollín, cortados en rueditas (60 g)

1 cucharada de jengibre rallado (7 g)

1 taza de vainitas chinas cocidas cortadas en rodajitas (80 g)

2 huevos hechos tortilla delgada y cortados en tiras (100 g)

2 cucharadas soperas de salsa de soya baja en sodio (30 ml)

2 tazas de brotes de frijoles (150 g)

PREPARACIÓN

Arroz integral (preparar 24 horas antes):

1. En una cacerola a fuego medio, agregar 1 cucharada de aceite de oliva y ½ cebolla finamente cortada.
2. Incorporar el arroz integral, el caldo de pollo o agua y sal al gusto.
3. Cocinar el arroz sin tapar hasta que evapore un poco el agua y se asomen los granos de arroz.

4. Bajar el fuego al mínimo y tapar hasta lograr la consistencia deseada del arroz. Aquí se requiere un poco de paciencia, ya que el arroz integral lleva aproximadamente 25 minutos más de cocción que el arroz blanco.
5. Cuando esté listo el arroz, reservar en la nevera para el día siguiente.

Arroz chino:
1. Calentar la cucharada restante de aceite de oliva en una sartén amplia sobre fuego medio. Una vez que esté caliente, saltear el pollo en tiras previamente condimentado con sal y pimienta, luego retirar y colocar en un bol o plato. Hacer lo mismo con la chuleta de cerdo y luego los camarones.
2. En la misma sartén, sin lavarla, saltear la ½ cebolla restante, el ajo machacado, el pimiento rojo, el cebollín, el jengibre y las vainitas chinas. Cocinar todo durante 5 minutos aproximadamente.
3. Luego, añadir el pollo, el cerdo y los camarones. Continuar con la cocción, removiendo todo para que los ingredientes se repartan de forma uniforme.
4. Agregar las tiritas de huevo tipo tortilla al guiso de carnes y vegetales chinos.
5. Agregar la salsa de soya, bajar el fuego y mezclar todo hasta que la salsa espese y se integre por completo con los ingredientes.
6. Por último, añadir los brotes junto con el arroz de la nevera y cocinarlo a fuego medio todo junto para que se impregne del sabor del resto de los ingredientes. Esto será solo unos 3 minutos hasta que el arroz se caliente.

Rendimiento: 8 porciones de 2 tazas cada una (230 g).

INFORMACIÓN NUTRICIONAL

	En base a 100 g	Porción sugerida*
Calorías	178	410
Proteínas	11,3	26
Grasas	4,3	10
Carbohidratos	23,5	54
Fibra	1,6	3,8
Colesterol (mg)	94,7	218
Sodio (mg)	178,2	410

2 tazas de 115 g c/u

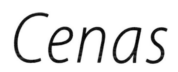

Cenas

La hora de cenar es el momento en que la mayoría de nosotros podemos caer en la tentación de salirnos de una dieta. Por un lado, estamos los que en alguna u otra ocasión hemos dejado de cenar pensando que no comer a la noche nos ayudará a bajar de peso más rápido. Lo sé muy bien porque fue una de las tantas cosas que hice cuando estaba luchando contra mi sobrepeso durante mi adolescencia, y créeme cuando te digo que eso no funciona. Por otro lado, estamos los que al caer la noche pensamos, *Es tarde, estoy cansado, voy a comer algo bien* light *como un poco de cereal o un vaso de leche o un racimito de uvas y me voy a dormir*. ¡No lo hagas! Esos alimentos que parecen tan inofensivos pertenecen al grupo de alimentos que no debemos ingerir a la noche: los famosos carbohidratos.

El carbohidrato básicamente se considera energía y si lo comes a la noche, no tendrás suficiente tiempo para usar esa energía ingerida. Y, al no quemarla, durante la noche se almacenará en tu cuerpo como grasa. ¿La solución? Un plato rico y sano que combine una proteína, que cuesta mucho más metabolizar, con vegetales, que te brindan la fibra necesaria para mejorar tu tránsito intestinal. Así, aunque estés relajándote frente a la tele, leyendo un libro o durmiendo, tu cuerpo seguirá trabajando, lo cual impedirá que esas calorías de la proteína se transformen en grasa. Por eso, aunque suene más pesado, a la hora de cenar es mejor comer algo como el Lomo saltado (página 97) que un cereal o una fruta. Pero no te preocupes. Lo último que quiero es que te sientas limitado a comer lo mismo todas las noches. En este capítulo descubrirás cenas ricas y variadas para que esta última comida del día sea igual de deliciosa que las demás. La meta es que estas alternativas saludables se transformen también en algunos de tus platos favoritos. ¡Adelante, pruébalos y luego comparte en las redes sociales los que más te gustan!

MÉXICO

En México las tres comidas del día se consideran importantes, pero si estás siguiendo esta dieta, ya sabes que a la hora de cenar no debes comer ningún tipo de carbohidrato. Por eso me pareció esencial encontrarle la vuelta para ofrecer algo delicioso que no te prive de esos sabores tradicionales que tanto añoramos cuando estamos tratando de bajar de peso.

TOSTADA MEXICANA YES YOU CAN!®

Esta tostada mexicana, elaborada bajo una propuesta de masa libre de harina, gluten y lácteos, es una versión mucho más saludable y baja en calorías que la receta original, pero con un sabor y una textura maravillosos. Es ideal para las personas que quieren bajar de peso y para los celíacos. El coliflor, ingrediente principal de la masa, tiene un alto contenido en agua y su densidad calórica es muy baja, por lo que resulta ideal como sustituto de harinas refinadas si deseas bajar de peso. Además, es excelente fuente de vitamina C, fibra, ácido fólico, magnesio, potasio y calcio. Esta es una cena con apenas 324 calorías y un aporte de grasas a partir de ácidos grasos insaturados (grasas buenas) muy beneficiosos para la prevención de enfermedades cardiovasculares.

INGREDIENTES

Para la masa de las tostadas:

1½ coliflor (600 g)

½ cucharadita de sal baja en sodio (2,5 g)

2 huevos (100 g)

Para el guacamole:

2 aguacates maduros grandes (400 g)

Jugo de medio limón (1 cucharada)

1 cucharadita de sal baja en sodio (5 g)

1 chile serrano pequeño, finamente cortado (opcional) (47 g)

3 cucharadas de cilantro fresco finamente cortado (18 g)

Para el pico de gallo:

2 tomates, picados en cuadritos (156 g)

½ cebolla, picada en cuadritos (30 g)

1 cucharada de jugo de limón (7,5 ml) ¼ cucharadita de sal baja en sodio (1,25 g)
⅛ cucharadita de pimienta negra recién
   molida (0,7 g)

Para el montaje final:
1 taza de pollo cocido desmechado (180 g)
2 cucharadas de cilantro finamente cortado (10 g)

PREPARACIÓN

Masa:
1. Retirar los tallos gruesos del coliflor.
2. Rallar los arbolitos del coliflor crudo y reservar ½ taza.
3. Extender el resto del coliflor en un envase refractario y cocinar 10 minutos en el microondas o 20 minutos en el horno a 350°F (180°C) con el envase tapado. Retirar, dejar reposar.
4. Mezclar con la sal y los huevos hasta lograr una masa. Dividir en 4 partes iguales, extender en forma de círculo cada porción, aproximadamente 12 cm de diámetro, en una bandeja engrasada y hornear a 320°F (160°C) o hasta dorar, de 10–14 minutos. Retirar del horno.

Guacamole:
1. Cortar por la mitad los aguacates.
2. Retirar la carne de los aguacates con una cuchara, colocar en un bol con el jugo de limón y la sal. Majar o triturar hasta conseguir formar un puré.
3. Añadir el chile serrano y el cilantro al puré de aguacate. Mezclar y refrigerar hasta el momento de servir.

Pico de gallo:
1. Colocar todos los ingredientes en un bol y mezclar.

Montaje final:
1. Tomar una tortilla, colocar 2 cucharadas de guacamole, ¼ taza del pollo desmechado, 2 cucharadas de pico de gallo y espolvorear con cilantro. Rellenar de igual manera el resto de las tortillas.

Rendimiento: 4 porciones de 1 tostada con ¼ taza de pollo (45 g) + 2 cucharadas de guacamole (35 g) + 2 cucharadas de pico de gallo (20 g).

INFORMACIÓN NUTRICIONAL

	En base a 100 g	Porción sugerida*
Calorías	236	324
Proteínas	9,8	13,5
Grasas	15,1	20,7
Carbohidratos	15,3	21
Fibra	6,3	8,7
Colesterol (mg)	127	174,2
Sodio (mg)	3,8	503

1 tostada con 45 g de pollo (¼ taza) + 2 cucharadas de guacamole (35 g) + 2 cucharadas de pico de gallo (20 g)

VENEZUELA

Cuando los venezolanos tenemos hambre, a menudo recurrimos a una arepita para satisfacer una comida, pero eso no vale a la hora de cenar, por ser un carbohidrato. ¿Y ahora qué? Tranquilo, los sabores de la siguiente receta te recordarán a la clásica arepa venezolana llamada la "reina pepiada", ¡pero sin la arepa! Sigue leyendo para aprender a hacerla por tu cuenta.

REINAS PEPIADAS ENVUELTAS EN BERENJENA

Este plato es muy bajo en carbohidratos y calorías, y reúne todos los nutrientes necesarios para una cena equilibrada, ligera y perfecta para adelgazar. El relleno de pollo con aguacate, llamado en Venezuela "reina pepiada", tiene un sabor exquisito y ofrece todos los beneficios propios del aguacate: es fuente de vitamina E (poderoso antioxidante), tiene un porcentaje alto de ácido fólico, es alto en un compuesto llamado beta-sitosterol y en grasas monoinsaturadas que mejoran la salud del corazón. Y además contiene una ración de proteína ideal para generar saciedad, controlar el apetito y acelerar el metabolismo.

INGREDIENTES

1 cucharada de aceite de oliva (15 ml)

1 berenjena pequeña, rebanada en 10 láminas (175 g)

1 aguacate pequeño (90 g)

1 pechuga de pollo, hervida y desmechada (125 g)

1 cucharada de jugo de limón (15 ml)

¼ cucharadita de sal baja en sodio (1,25 g)

½ cucharadita de pimienta negra recién molida (2,5 g)

2 cucharadas de cilantro picado (6 g)

½ cucharada de mostaza (8 g)

PREPARACIÓN

1. En una sartén a fuego medio o parrilla con el aceite de oliva dorar las láminas de berenjena por ambos lados y reservar.
2. En un bol colocar la pulpa de aguacate, el pollo desmechado, el jugo de limón, la sal, la pimienta, el cilantro y la mostaza. Mezclar muy bien hasta incorporar todos los ingredientes.

3. En un extremo de cada lamina de berenjena colocar 1 cucharada y ½ de puré de aguacate con pollo. Enrollar sin hacer mucha presión para evitar que se salga el relleno.
4. Traspasar con un palillo y servir.

Rendimiento: 10 porciones de 1 lonja de berenjena (10 g) + 1½ cucharada de puré de aguacate y pollo (24 g).

INFORMACIÓN NUTRICIONAL

	En base a 100 g	Porción sugerida*
Calorías	140	238
Proteínas	9,5	16,2
Grasas	8,8	15
Carbohidratos	5,6	9,6
Fibra	2,2	3,8
Colesterol (mg)	27,8	47,4
Sodio (mg)	54,5	92,8

5 berenjenas rellenas de 34 g c/u

ECUADOR

Ecuador está entre los países con más variedad de ceviches del mundo. Aquí tienes una receta típica y saludable para saciar tu hambre a la hora de cenar, especialmente en una noche veraniega y calurosa donde lo que más quieres es refrescarte.

CEVICHE DE CAMARÓN

El ceviche es uno de los platos más consumidos durante el verano por su frescura y su delicioso sabor. La buena noticia es que, por su bajo aporte de grasas, es una preparación que se puede consumir sin temor alguno si deseas bajar de peso y cuidar de tu salud. Además, es un plato altamente nutritivo por la variedad de sus ingredientes. El pescado crudo y macerado, protagonista de este plato, aporta proteínas de alto valor biológico, ácidos grasos poliinsaturados, omega 3, omega 6, minerales como el fósforo, el zinc, el selenio, el yodo, el potasio y las vitaminas A, D, E y K. Pero lo que más se destaca en su composición nutricional son los ácidos grasos poliinsaturados o saludables (omega 3) poderosos protectores de tu salud cardiovascular. ¡A comer ceviche!

INGREDIENTES

½ cebolla, cortada en rodajas (103 g)

1 cucharada más ½ cucharadita de sal baja en sodio (2,5 g)

¼ pimiento, cortado en cubos de 1 cm (61 g)

1½ tomate, cortado en cubos de 1 cm (191 g)

½ taza de jugo de limón (100 ml)

½ taza de jugo de naranja (75 ml)

3 cucharadas de cilantro finamente picado (10 g)

3 tazas de camarones cocidos (450 g)

½ taza de jugo natural de tomate (100 ml)

¼ cucharadita de pimienta negra recién molida (1,25 g)

2 dientes de ajo, finamente picados (6 g)

PREPARACIÓN

1. Colocar las rodajas de cebolla con 1 cucharada de sal, dejar en la sal aproximadamente 6 minutos y luego enjuagar bien con agua fría.

2. Mezclar la ½ cucharadita de sal restante con la cebolla bien enjuagada y todos los ingredientes en una fuente de buen tamaño y dejar reposar en la nevera por lo menos durante 2 horas. Probar y ajustar la sal si es necesario.

Rendimiento: 3 porciones de 1 taza (230 g cada una).

INFORMACIÓN NUTRICIONAL

	En base a 100 g	Porción sugerida*
Calorías	92	213
Proteínas	14	32
Grasas	1	2,5
Carbohidratos	6,8	15,7
Fibra	1,1	2,6
Colesterol (mg)	97,8	225
Sodio (mg)	623	1,433

*1 taza de 230 g

PERÚ

Hay tantas recetas peruanas espectaculares para probar que es difícil reducir la lista a unas pocas opciones, pero estoy seguro de que las que elegimos te encantarán. Aquí tienes un clásico lomo saltado y los tradicionales choros a la chalaca, ambos platos típicos peruanos, muy fáciles de hacer y súper sabrosos.

LOMO SALTADO

El lomo saltado es un plato típico de la gastronomía del Perú, considerado saludable dado que es una preparación donde se mezcla la carne de res magra, o baja en grasa, con diversos vegetales, ofreciendo en un mismo plato proteínas, vitaminas y minerales (potasio, calcio, magnesio, zinc y hierro). Por esta razón recomendamos este plato para los planes de adelgazamiento, para activar el metabolismo y además para las personas que padecen de anemia. Además es un plato bajo en calorías, alto en nutrientes y de fácil digestión por su alto contenido en agua y vegetales.

INGREDIENTES

Corte de lomito de res (334 g)

½ cucharadita de sal baja en sodio (2,5 g)

¼ cucharadita de pimienta negra recién molida (1,25 g)

2 cucharadas de aceite de oliva (15 ml)

½ cebolla blanca, cortada en tiras gruesas a lo largo (125 g)

2 dientes de ajo, machacados (12 g)

½ pimiento amarillo, cortado en tiras gruesas a lo largo (100 g)

½ pimiento rojo, cortado en tiras gruesas a lo largo (113 g)

½ pimiento verde, cortado en tiras gruesas a lo largo (75 g)

2 tomates grandes rojos, cortados en tiras gruesas a lo largo(200 g)

1 cucharada de salsa inglesa baja en sodio (15 ml)

½ cucharadita de ajo en polvo (2,5 g)

½ cucharadita de pimentón dulce en polvo (2,5 g)

1 cucharada de cilantro picado (3 g)

PREPARACIÓN

1. Cortar el lomito en tiras de 4–5 cm. Sazonar con la sal y pimienta negra.

2. En una sartén amplia bien caliente sobre fuego alto calentar la carne con 1 cucharada de aceite de oliva hasta que quede bien dorada. Retirar la carne y colocar en un bol.

3. En la misma sartén a fuego alto, con la cucharada de aceite restante, dorar la cebolla y a los 2 minutos agregar los dientes de ajo. Al comenzar a dorarse la cebolla incorporar los pimientos, mezclar y dejar cocinar 3 minutos.

4. Finalmente agregar las tiras de tomate y cocinar otros 2 minutos.

5. Incorporar la carne, la salsa inglesa, el ajo en polvo y el pimentón dulce en polvo. Saltear 3 minutos más.

6. Espolvorear con cilantro fresco y servir.

Rendimiento: 2 porciones de 243 g cada una.

INFORMACIÓN NUTRICIONAL

	En base a 100 g	Porción sugerida*
Calorías	134	329
Proteínas	14,5	35,1
Grasas	4,5	11,1
Carbohidratos	9	22,2
Fibra	2,5	6
Colesterol (mg)	47	113,6
Sodio (mg)	231,6	563

2 tazas de 243 g c/u

CHOROS A LA CHALACA

Este ceviche de mejillones servido en su concha es un plato típico del Perú y constituy
una cena ideal si deseas bajar de peso, con apenas 205 calorías por porción sugerida
Además, los mejillones son ricos en proteínas de buena calidad, vitaminas (niacina,
riboflavina y tiamina) y minerales (calcio, yodo, hierro, potasio y magnesio). Contienen
muy poca grasa, y la mayoría son ácidos grasos poliinsaturados (omega 3) con todos sus
beneficios para mantener tu corazón fuerte y sano. ¡No dudes en probar esta receta!

INGREDIENTES

½ taza de hojas de perejil finamente picadas
(27 g)

3 dientes de ajo, machacados (9 g)

½ taza de cebollines finamente picados (40 g)

1 ají o pimiento picante rojo, sin semillas y
finamente picado (5 g)

1 cebolla morada pequeña, cortada en cubos
pequeños (44 g)

1 pimiento rojo pequeño, cortado en cubos
pequeños (50 g)

1 cucharada de cualquier vinagre de tu gusto
(15 ml)

1 cucharada de jugo de limón (15 ml)

1 cucharada de aceite de oliva (15 g)

Sal baja en sodio y pimienta negra recién
molida al gusto

2 tazas de mejillones en su concha (270 g)

PREPARACIÓN

1. En un bol mediano, combinar todos los ingredientes, excepto, los mejillones. Mezclar bien. Probar y ajustar el sabor de acuerdo a tu gusto.
2. En una olla con agua caliente, cocinar los mejillones, dejar hervir hasta que se
   abran por completo, aproximadamente 10 minutos.
3. Eliminar los mejillones que no lograron abrirse. Dejar reposar un poco los abiertos.
4. Combinar con el resto de los ingredientes y dejar marinar de 20–30 minutos.
5. Servir, colocando los mejillones ordenados en una bandeja o plato y cubrir cada uno
   de ellos con la marinada liquida y los vegetales finamente picados de la marinada.

Rendimiento: 2 porciones de 245 g cada una.

INFORMACIÓN NUTRICIONAL

	En base a 100 g	Porción sugerida*
Calorías	83	205
Proteínas	6,2	15,3
Grasas	4,2	10,4
Carbohidratos	5,1	12,6
Fibra	1,4	3,6
Colesterol (mg)		
Sodio (mg)	143	350,5

*1 mejillón de 245 g

ARGENTINA

El matambre es un plato tradicional argentino que se cocina en todo el país, pero va variando el relleno de acuerdo a los gustos de cada provincia. Aquí tienes una versión saludable para sumar a tu lista de cenas con el fin de mantenerla bien variada y sabrosa. La meta es que pierdas peso sin perder el placer de los sabores que te brindan las comidas.

MATAMBRE

Este rollo de carne relleno de vegetales y huevo hervido es un platillo muy completo, práctico y fácil de preparar, ideal para los amantes de la carne. Resulta muy ligero y de fácil digestión. Con apenas 347 calorías, tiene un increíble poder de saciedad, dado que aporta 60 g de proteína por porción sugerida, además de aportar vitaminas A, C, E, K y del complejo B, minerales y ácido fólico. Puedes variar la proteína, preparando versiones con pavo, pollo o cerdo molidos para renovar el sabor y jamás aburrirte.

INGREDIENTES

1 pieza de carne de res matambre, en su defecto, falda (1,2 kg)

½ cucharada de ajo en polvo (7 g)

1 cucharadita de comino molido (5 g)

¼ taza de cilantro finamente picado (30 g)

½ cucharada de orégano seco (12 g)

1½ cucharadita de sal baja en sodio, más extra al gusto (7,5 g)

¼ cucharadita de pimienta negra recién molida, más extra al gusto (1,25 g)

¾ taza de carne molida (158 g)

¾ taza de mezcla de vegetales (por ejemplo: calabacín, apio, pimiento, ajo porro, zanahoria) finamente picados (100 g)

1 taza de hojas de espinaca (42 g)

4 huevos hervidos y sin cáscara (200 g)

Hilo de algodón

6 tazas de caldo de verdura o pollo (1,5 litros)

PREPARACIÓN

1. Sazonar la carne para matambre con el ajo en polvo, el comino, el cilantro y el orégano 12 horas antes de utilizarla.

2. Antes de rellenar salpimentar al gusto.

3. Sazonar la carne molida con ½ cucharadita de sal y la pimienta. Extenderla sobre toda la pieza de carne para matambre.

4. Colocar sobre la carne molida la mezcla de vegetales, espinaca y los huevos hervidos cortados en rodajas de 3 mm. Hacer un rollo con la carne sazonada, doblar hacia adentro los dos extremos para que no se escapen los huevos y presionar con firmeza. Al terminar el procedimiento atar con un hilo de algodón para mantener la forma.

5. Colocar en una olla grande a fuego alto el caldo de verdura o pollo con la restante cucharadita de sal y el matambre. Una vez que el caldo rompa a hervir, bajar a fuego medio, tapar la olla y cocinar el matambre durante 1 hora aproximadamente.

6. Pasada la hora, apagar el fuego y dejar enfriar dentro del caldo. Retirar y dorar en una sartén si es su deseo. Refrigerar por lo menos 1 hora antes de consumirlo. El acompañante ideal para el matambre relleno argentino es una fresca ensalada verde.

Rendimiento: 5 porciones de 260 g.

INFORMACIÓN NUTRICIONAL

	En base a 100 g	Porción sugerida*
Calorías	1.739	347
Proteínas	300	60
Grasas	55,8	11,1
Carbohidratos	9,3	1,8
Fibra	2,8	0,6
Colesterol (mg)		
Sodio (mg)	100	260

⅕ parte del matambre

ESPAÑA

Con este plato típico español adaptado a la dieta Yes You Can!® podrás cocinar una cena súper saludable para ti y tu familia, aprender a cocinar a la sal —una técnica que existe hace siglos— y compartir este secreto milenario con tu familia y tus invitados.

PESCADO A LA SAL CON VEGETALES

Cocinar a la sal es uno de los métodos de cocción más antiguos y saludables, ya que conserva los nutrientes del alimento que se cocina y, a diferencia de lo que pueda parecer, no proporciona un plato demasiado salado ya que el alimento absorberá la cantidad justa y necesaria de sal. Ya hemos mencionado en anteriores recetas lo importante que es consumir pescado para tener una vida saludable y la frecuencia ideal es entre tres y cuatro veces por semana. Es por eso que incluimos esta receta de pescado con piel horneado en costra de sal, la cual se retira antes de comer, ofreciendo un plato delicioso, bajo en colesterol y sodio, alto en proteínas (50 g por porción) pero además muy ligero y de rápida digestión.

INGREDIENTES

2 pargos enteros de 400 g cada uno (800 g)

2 kg de sal gruesa para cocinar

Para la guasacaca:

¼ cebolla blanca, cortada en trozos (30 g)

¼ pimiento verde, cortado en trozos (19 g)

2 cucharaditas de cilantro picado (8 g)

½ cucharadita de ajo en polvo (2,5 g)

1 cucharadita de vinagre blanco (10 ml)

¼ taza de agua (57 ml)

¾ cucharadita de sal baja en sodio (3,75 g)

⅛ cucharadita de endulzante a base de estevia (0,8 g)

Sal baja en sodio y pimienta negra recién molida al gusto

Para los acompañantes:

1 cucharada de aceite de oliva (15 ml)

2 tazas de vegetales mixtos (calabacín, zanahoria, ajo porro y apio) cortados en bastones (200 g)

½ cucharadita de sal baja en sodio (2,5 g)

¼ cucharadita de pimienta negra recién molida (1,25 g)

PREPARACIÓN

1. Precalentar el horno a 390°F (200°C).
2. Limpiar bien el pescado en su interior, retirar las aletas, lavar y secar bien. No hace falta descamarlo, ya que una vez que el pescado esté cocido, romperemos la costra de sal y retiraremos la piel.
3. Extender una cama de sal gruesa sobre una bandeja para horno.
4. Colocar encima el pescado cubrir con más sal, presionando a medida que se va humedeciendo para que quede compacta.
5. Meter la bandeja en el horno caliente y hornear durante aproximadamente 20 minutos. Si se desea que el pescado quede más hecho se puede dejar unos 5 minutos más.
6. Una vez pasado el tiempo, retirar la bandeja del horno y dejar reposar 5 minutos antes de romper la costra de sal con un cubierto, dándole unos golpes. Retirar el pescado de la bandeja y poner sobre el plato para servir.

Guasacaca:

1. Colocar todos los ingredientes en una licuadora y procesar hasta conseguir una crema homogénea. Probar y, en caso de ser necesario, añadir sal y pimienta al gusto.

Acompañantes:

1. En una sartén con el aceite de oliva saltear los vegetales cortados y agregar la sal y pimienta.
2. Servir acompañando al pescado.

Rendimiento: 4 porciones de pescado de 180 g cada una +
4 cucharadas de guasacaca + 1 taza de vegetales de 90 g.

INFORMACIÓN NUTRICIONAL

	En base a 100 g	Porción sugerida*
Calorías	85	281
Proteínas	15	50
Grasas	2	6,5
Carbohidratos	1,7	5,6
Fibra	0,8	2,7
Colesterol (mg)	28,4	9,4
Sodio (mg)	194	641

*¾ unidad de pescado (180 g) + 4 cucharadas de guasacaca (60 ml) + 1 taza de vegetales (90 g)

ESTADOS UNIDOS

¿*Nuggets* de pollo, hamburguesas de pescado con salsa tártara, perros calientes o costillas de cerdo con salsa barbacoa para cenar? ¡Sí, sí, sí y sí! Estos platos tan tradicionales de Estados Unidos y tan aclamados por grandes y chicos, en general son prohibidos en las dietas, ¡pero no en la de Yes You Can!® Con estas versiones bajas en calorías e ideales para la cena podrás disfrutar de esos sabores clásicos sin culpa. ¡Increíble pero verdad!

NUGGETS DE POLLO AL HORNO

Los *nuggets* de pollo tradicionalmente son empanizados con harina refinada y huevos, y luego freídos en aceite. Esta versión es mucho más saludable pero igual de sabrosa, ya que utilizamos solo pechugas de pollo y harina de almendras para empanizarlos antes de llevarlos al horno, lo que le suma diversos beneficios al plato. La almendra es un fruto seco rico en vitamina E, que contribuye con el mejoramiento de la piel, el cabello y las uñas, y también contiene mucho calcio para fortalecer los huesos. Además, las almendras aportan grasas monoinsaturadas que ayudan a reducir el colesterol, y su contenido de fibra y proteína las convierte en un fruto seco con gran poder nutritivo.

INGREDIENTES

1 pechuga de pollo (270 g)

1 cucharadita de ajo en polvo (6 g)

½ cucharadita de sal baja en sodio (2,5 g)

½ cucharadita de pimienta negra recién molida (2,5 g)

3 huevos (150 g)

1 taza de almendras molidas (105 g)

2 cucharadas de aceite de oliva (30 ml)

PREPARACIÓN

1. Cortar finamente con un cuchillo la pieza de pollo, o trocear y moler en un procesador de alimentos.
2. En un bol, colocar la carne de pollo molida y condimentar con el ajo en polvo, la sal y pimienta negra. Mezclar.
3. Preparar una bandeja pequeña con papel encerado, extender la mezcla de pollo logrando un grosor de 0,5 cm y congelar hasta el día siguiente.

4. Con un cortador de pasta de 4 cm o un molde redondo sin fin pequeño, troquelar la masa de pollo congelada, obteniendo las porciones para los *nuggets*. Mantener congeladas las porciones de *nuggets* mientras se hace el empanizado.
5. Para hacer el empanizado, batir los huevos en un bol. Combinar el huevo con la harina de almendras y mezclar bien.
6. Sumergir las porciones de *nuggets* en la mezcla de huevos y almendras.
7. Regresar los *nuggets* empanizados al congelador hasta el momento de cocinar.
8. Preparar una bandeja untando aceite de oliva y colocar los *nuggets* con una separación de 2 cm entre cada uno, rociar con aceite y hornear a 395°F (200°C) durante aproximadamente 15 minutos. Terminar de dorar en *broil* y servir.

Rendimiento: 10 porciones de 30 g cada una.

INFORMACIÓN NUTRICIONAL

	En base a 100 g	Porción sugerida*
Calorías	481	289
Proteínas	33,3	20
Grasas	35,3	21,2
Carbohidratos	7,5	4,5
Fibra	5,3	3,2
Colesterol (mg)	341	204,6
Sodio (mg)	130,3	78,2

*2 nuggets de 30 g c/u

HAMBURGUESA DE PESCADO CON SALSA TÁRTARA

Estas hamburguesas de pescado tienen un alto contenido de proteínas y constituyen una opción completa para la cena con apenas 272 calorías por porción sugerida. El pescado es un alimento con muchos nutrientes y muy pocas calorías, porque además de aportar proteínas de alto valor biológico, contiene ácidos grasos esenciales —como los omega 3 y 6 que poseen efectos beneficiosos para la salud cardiovascular y el desarrollo cerebral— así como vitaminas, en especial la vitamina D para mantener los huesos fuertes. Además, por su origen marino, es rico en minerales como el yodo, el selenio, el fósforo y el potasio, que aumentan la actividad metabólica del organismo. Así pues, resulta una alternativa muy adecuada si deseas llevar una dieta equilibrada y bajar de peso.

INGREDIENTES

Para el aliño:
¼ cebolla blanca grande (32 g)

¼ pimiento rojo (30 g)

¼ pimiento verde (30 g)

1 tallo de cebollín (2 g)

1 diente de ajo (6 g)

½ tallo de apio (6 g)

½ cucharada de aceite de oliva (7,5 ml)

Para la hamburguesa:
2 filetes de pescado blanco (como pargo, corvina o róbalo) sin piel (540 g)

½ cucharadita de sal baja en sodio (2,5 g)

¼ cucharadita de pimienta negra recién molida (1,25 g)

½ cucharadita de ajo en polvo (2,5 g)

¼ cucharadita de orégano en polvo (1,5 g)

1 huevo (50 g)

1 cucharada de aceite de oliva (15 ml)

Para la salsa tártara:
½ taza de yogur griego descremado (135 g)

1 cucharada de pepino cortado en cubos bien pequeños (30 g)

1 cucharada de cebolla blanca o morada finamente cortada (30 g)

1 cucharada de perejil finamente cortado (3 g)

1 cucharadita de mostaza (7 g)

Sal baja en sodio y pimienta blanca al gusto

Para los acompañantes:

32 hojas de lechuga romana (80 g)

10 rodajas de tomate (63 g; 6 g c/u)

1 cebolla morada pequeña, cortada en rodajas (60 g)

¾ taza de hojas de espinacas (15 g)

2 rábanos pequeños, cortados en rodajas (20 g)

1 aguacate pequeño, cortado en rodajas (60 g)

½ jugo de un limón (15 ml)

½ cucharadita de sal baja en sodio (2,5 g)

¼ cucharadita de pimienta negra recién molida (1,25 g)

PREPARACIÓN

Aliño:

1. Trocear los vegetales en dados pequeños y licuar con el aceite de oliva. Reservar.

Hamburguesa:

1. Triturar o moler el pescado en un procesador de alimentos. Colocarlo en un tazón.
2. Añadir 3 cucharadas del aliño, la sal, la pimienta, el ajo, el orégano y el huevo. Mezclar todo muy bien.
3. Formar ocho esferas de aproximadamente 10 cm de diámetro y aplanarlas sobre papel encerado o film. Si tienes moldes redondos aprovechar para darles forma.
4. Cocinar en una sartén a fuego medio con el aceite de oliva, dejando dorar por ambos lados, durante aproximadamente 4 minutos cada lado.

Salsa tártara:

1. En un bol, mezclar todos los ingredientes hasta que queden bien incorporados.
2. Mantener en la nevera hasta el momento en que se vaya a servir.

Acompañantes:

1. Colocar en una bandeja los vegetales acompañantes.
2. Aliñar con el jugo de limón, la sal y la pimienta negra.

Ensamblaje:

1. Tomar 2 hojas de lechuga y agregar la hamburguesa encima de ellas.
2. Agregar salsa tártara, 1 rodaja de tomate, 1 rodaja de cebolla morada, espinaca, algunas rodajas de rábano y 1 rodaja de aguacate.
3. Tapar con 2 hojas de lechuga más, repetir con las demás hamburguesas, servir y disfrutar.

Rendimiento: 8 unidades de 82 g cada una.

INFORMACIÓN NUTRICIONAL

	En base a 100 g	Porción sugerida*
Calorías	166	272
Proteínas	16,9	27,8
Grasas	8,4	13,8
Carbohidratos	5,7	9,4
Fibra	2,3	3,8
Colesterol (mg)	91,7	150,4
Sodio (mg)	376,8	618

2 hamburguesas de 82 g c/u

PERROS CALIENTES SIN PAN

El pavo es una excelente fuente de proteínas y por eso lo usamos en varias recetas de este libro. Aporta además hierro y zinc, es de fácil digestión y tiene un aporte moderado de grasas. Si eres amante de los perros calientes pero estás deseando bajar de peso, esta receta artesanal es perfecta para ti. Las salchichas caseras de pavo son ideales para la cena, ya que la porción sugerida aporta menos de 350 calorías y contiene mucho menos sodio que las salchichas ya procesadas. Además, esta versión saludable no contiene los químicos y conservantes de las salchichas que se consumen en la calle, y que pueden ser muy dañinos para la salud. Sugerimos acompañar este plato con una taza de ensalada como guarnición la cual aporta tan solo 38 calorías adicionales.

INGREDIENTES
Para la salchicha:

2 tazas de pavo molido (296 g)

1½ cucharada de salsa inglesa (22,5 ml)

½ cucharada de ajo polvo (8,75 g)

¼ cucharadita de pimienta negra recién molida (1,25 g)

1 cucharadita de mostaza (5 g)

½ cucharadita de perejil seco (2,5 g)

½ cucharadita de paprika (2,5 g)

¼ cucharadita de sal baja en sodio (1,25 g)

1 cucharada de aceite de oliva (15 ml)

Para la mostaza dulce:

2 cucharadas de mostaza (30 ml)

1 cucharadita de vinagre balsámico (5 ml)

1 cucharadita endulzante a base de estevia (5 g)

Para la ensalada:

1 tomate (71 g)

½ cebolla morada mediana (30 g)

½ pepino (85 g)

½ cucharada de jugo de limón (7,5 ml)

¼ cucharadita de pimienta negra recién molida (1,25 g)

¼ cucharadita de sal baja en sodio (1,25 g)

PREPARACIÓN
Salchichas:

1. En un bol colocar todos los ingredientes —menos el aceite de oliva— para preparar la salchicha, mezclar bien e incorporarlos totalmente uno con otro hasta conseguir una masa homogénea.

2. Colocar la mezcla de salchichas en una manga pastelera, con un pico liso y grande de 1 cm de diámetro.

3. Exprimir la manga hasta obtener los cilindros de 1 cm de diámetro del tamaño de una salchicha. Se pueden congelar y guardar hasta 2 meses si no se usarán inmediatamente.

4. En una sartén a fuego alto con el aceite de oliva, dorar las salchichas en toda su superficie.

Mostaza dulce:

1. En un bol pequeño, mezclar todos los ingredientes hasta conseguir una salsa homogénea.

Ensalada:

1. Picar los tomates y la cebolla en cuadritos pequeños.

2. Despepitar el pepino y cortarlo también en cuadritos pequeños.

3. En un bol colocar todos los ingredientes y mezclar. Agregar 1 cucharada de mostaza dulce.

4. Al momento de servir, acompañar las salchichas con una porción de ensalada y mostaza dulce.

Rendimiento: 6 salchichas de 54 g cada una.

INFORMACIÓN NUTRICIONAL

	En base a 100 g	Porción sugerida*
Calorías	158	343
Proteínas	9,9	21,4
Grasas	11,6	25,2
Carbohidratos	3,5	7,7
Fibra	0,5	1,1
Colesterol (mg)	31,2	67,6
Sodio (mg)	316	683

*2 salchichas de pavo (108 g) + 1 cucharada de mostaza dulce (15 ml) + 1 porción de ensalada (93 g)

COSTILLAS DE PUERCO ROSTIZADAS CON SALSA BARBACOA

Si eres amante de las costillitas de cerdo pero quieres bajar de peso y mejorar tu salud, lo ideal es que las prepares en casa con nuestra receta natural, alta en nutrientes. Esta versión de costillas saludables son cocidas al horno con un marinado de especias y vegetales e incluimos una salsa barbacoa casera elaborada con ingredientes 100% naturales, de alta calidad nutricional, libres de azúcar y conservantes. En este sentido, presentamos un plato saludable e ideal para tus cenas cuando quieres bajar de peso, muy gustoso además y con apenas 330 calorías por porción sugerida.

INGREDIENTES

Para la salsa barbacoa casera:

3 cucharadas de endulzante a base de estevia (45 g)

½ cucharada de sal baja en sodio (7 g)

½ cucharada de chile en polvo (7 g)

1 cucharadita de comino en polvo (5 g)

1 cucharadita de pimienta negra recién molida (5 g)

1 cucharadita de pimienta cayena en polvo (5 g)

1 cucharadita de pimentón ahumado (5 g)

1 cucharadita de tomillo deshidratado (5 g)

1 cucharadita de ajo en polvo (5 g)

1 cucharadita de cebolla en polvo (5 g)

2 cucharada de vinagre balsámico o de manzana (30 ml)

4 cucharadas de puré natural de tomate (48 g)

1 costillar entero de cerdo de 1.5 kg

Agua suficiente que cubra el costillar, (aprox. 2 litros)

1 hoja de laurel (1,25 g)

1 cebolla blanca pequeña (96 g)

1 cucharada de sal baja en sodio (5 g)

½ cucharada de aceite de oliva (7,5 ml)

PREPARACIÓN

Salsa barbacoa casera:

1. Colocar todos los ingredientes en la licuadora, procesar hasta que quede una mezcla homogénea.
2. En una olla pequeña, cocinar a fuego bajo durante 10 minutos y si está muy espesa, añadir agua moderadamente, y dejar cocinar para que espese y se vuelva cada vez más brillante, como una mayonesa.
3. Retirar del fuego y dejar enfriar.

1. Limpiar el costillar bajo un chorro de agua.
2. Retirar la membrana que suele estar unida a la parte baja del costillar con la ayuda de un cuchillo pequeño y muy afilado.
3. Colocar el costillar en una olla con el agua, la hoja de laurel, la cebolla entera y la sal. Desde el momento en que comience a hervir el agua, contar 45 minutos de cocción.
4. Una vez transcurrido el tiempo, retirar el costillar y secar muy bien.
5. Untar el costillar con el aceite de oliva, y, en una bandeja plana, hornear a 350°F (180°C) durante 40 minutos.
6. Untar el costillar de la salsa barbacoa cuantas veces se pueda. Mientras más veces se unte, más gustosas quedarán las costillas. Una vez listo el costillar, cortar entre el hueso y la carne para separar las costillitas.
7. Servir caliente, acompañado de limón y la salsa barbacoa restante.

Rendimiento: 3 porciones de 106 g cada una.

INFORMACIÓN NUTRICIONAL

	En base a 100 g	Porción sugerida*
Calorías	310	330
Proteínas	17,4	18,5
Grasas	26,4	28
Carbohidratos	0,9	1
Fibra	0,2	0,2
Colesterol (mg)	84	87,7
Sodio (mg)	368	391

*1 costillar de 106 g (⅓ parte de las costillas listas con hueso)

INTERNACIONAL

Por si quieres salir de las comidas que ya conoces, aquí tienes unas recetas internacionales deliciosas para variar tus cenas y brindarle un festín a tu paladar. La lasaña de vegetales y carnes es espectacular porque te da la sensación de estar comiendo una lasaña italiana clásica, pero sin las calorías extras que te perjudican… y los demás platos no se quedan atrás. ¡Pruébalos todos, elige tu favorito y compártelo en las redes sociales!

PORTOBELLOS RELLENOS DE ATÚN

Esta es una receta muy fácil y rápida en la cual se aprovechan todos los beneficios de los hongos *portobello*, que son vegetales altos en proteínas y agua, pero muy bajos en calorías. Este plato resulta ser adecuado por su bajo aporte de grasas saludables (insaturada) y por su alto aporte de carbohidratos fibrosos provenientes de los vegetales, lo cual lo hace la combinación ideal para una cena cuando se busca bajar de peso. Con un aporte excepcional de proteínas (30 g por porción) genera satisfacción y controla el apetito. Los hongos *portobello* además son una rica fuente de selenio y cobre. El cuerpo necesita el cobre para metabolizar el hierro y producir energía y antioxidantes para prevenir enfermedades crónicas. Y el selenio favorece la producción de hormonas tiroideas y también antioxidantes. ¡Nutrición pura en un plato delicioso!

INGREDIENTES

Para el atún guisado:

¼ cebolla blanca grande (32 g)

¼ pimiento rojo (30 g)

¼ pimiento verde (30 g)

1 tallo de cebollín (2 g)

½ tallo de apio (6 g)

1 diente de ajo (6 g)

3 cucharadas de agua (45 ml)

1 cucharada de aceite vegetal o de oliva (15 ml)

3 tazas de atún en conserva en agua (420 g)

1 cucharadita de onoto en polvo (5 g)

1½ cucharada de cilantro picado (8 g)

½ cucharadita de sal baja en sodio (2,5 g)

Para la bechamel de coliflor:

⅓ taza de leche de almendras (400 ml)

½ coliflor, troceado pequeño (355 g)

¼ cucharadita de sal baja en sodio (1,25 g)

Para el ensamblaje:

4 hongos *portobello* grandes (360 g; 90 g la unidad)

¼ cucharadita de sal baja en sodio (1,25 g)

½ cucharadita de pimienta negra recién molida (1,25 g)

PREPARACIÓN

Atún guisado:

1. Trocear la cebolla, los pimientos, el cebollín y el apio. Machacar el ajo.
2. Colocar los vegetales troceados, el ajo y el agua en una licuadora. Licuar hasta triturar muy bien todos los ingredientes.
3. En una olla caliente, añadir el aceite y la mezcla licuada (el aliño), y dejar cocinar durante unos 5 minutos.
4. Incorporar el atún colado y desmenuzado, el onoto, el cilantro y la sal. Mezclar. Cocinar entre 10 y 12 minutos, moviendo cada cierto tiempo.

Bechamel de coliflor:

1. Poner a calentar la leche de almendras en una olla a fuego bajo. Añadir el coliflor troceado pequeño y la sal.
2. Cocinar hasta que el coliflor se ponga blando, licuar y rectificar el sabor.

Ensamblaje:

1. Retirar los tallos de los *portobellos*.
2. Limpiar los *portobellos* pasando un paño húmedo por toda la superficie, pero no meterlos debajo del chorro ni lavar con abundante agua.
3. Agregarles a los *portobellos* la sal y pimienta.
4. Rellenar cada hongo *portobello* con el atún guisado y rociar con la bechamel antes de servir.

Rendimiento: 4 portobellos rellenos de ½ taza de atún guisado +
2 cucharadas de bechamel de coliflor (32 g).

INFORMACIÓN NUTRICIONAL

	En base a 100 g	**Porción sugerida***
Calorías	111	244
Proteínas	13,8	30
Grasas	3,8	8,4
Carbohidratos	5,5	12
Fibra	1	2,52
Colesterol (mg)	19,8	43
Sodio (mg)	166	360

*1 portobello (90 g) + ½ taza de atún (90 g) + 2 cucharadas de bechamel de coliflor (32 g)

SOPA DE POLLO ASIÁTICA

Las sopas son ideales para controlar el apetito; generan saciedad y tienen muy pocas calorías por porción ya que contienen más agua que sólidos. Estas no solo constituyen un alimento saludable por sí solas, sino que favorecen la adquisición de buenos hábitos como comer despacio, lo cual ayuda a mantener una alimentación saludable. Aquí te ofrecemos esta sopa de pollo y tofu que además es muy rápida y fácil de preparar. En esta ocasión incluimos el tofu como ingrediente estrella del plato, siendo este un derivado de la soja con un alto valor proteico e importante aporte de calcio. Un sustituto ideal de embutidos y fiambres para personas con colesterol alto, hipertensión y enfermedades cardiovasculares. Por su bajo contenido en calorías puedes servirte hasta dos platos de sopa para quedar muy satisfecho y dormir feliz.

INGREDIENTES

⅓ taza de tofu (80 g)

½ cucharada de aceite de oliva (7 ml)

3 tallos de cebollín, partes verdes y blancas, cortado en rueditas (15 g)

1 cucharada de jengibre rallado (8 g)

2 tazas de caldo de pollo claro o de verduras (480 ml)

2½ tazas de hojas de espinaca (70 g)

2 tazas de pollo cocido desmechado (210 g)

2 cucharadas de salsa de soya ligera (30 ml)

1 taza de frijoles de soya germinados (44 g)

PREPARACIÓN

1. Cortar el tofu en cubos de 1,5 cm y reservar.
2. En una olla grande, calentar el aceite de oliva y saltear la parte blanca del cebollín a fuego medio durante 1 minuto.
3. Incorporar el jengibre rallado y dejar cocinar durante 1 minuto más. Verter el caldo de pollo o verduras.
4. Añadir el tofu en cubos, la espinaca, el pollo y la salsa de soya, llevar a hervor y reducir el fuego a bajo. Cocinar durante 5 minutos.
5. Incorporar los frijoles de soya germinados. Cocinar durante 2 minutos.
6. Incorporar la parte verde del cebollín y servir inmediatamente.

Rendimiento: 2 porciones de 1 taza de sopa (240 ml) + 1 taza de vegetales (220 g).

INFORMACIÓN NUTRICIONAL

	En base a 100 g	Porción sugerida*
Calorías	38	176
Proteínas	6,1	28,2
Grasas	1,2	5,7
Carbohidratos	0,6	2,9
Fibra	0,3	1,5
Colesterol (mg)	17,8	82,3
Sodio (mg)	90,6	417

*1 taza de caldo (240 ml) + 1 taza de vegetales (220 g)

SÁNDWICH DE BERENJENA

¿Eres amante de los sándwiches? Pues si tu prioridad es bajar de peso y comer rico y sin culpas, esta opción es ideal para tus cenas. Un sándwich bajo en carbohidratos simples y azúcar (es decir, sin pan), es ideal para celíacos y personas que quieran adelgazar, porque además de disfrutar de una cena rica y baja en calorías (221 calorías por porción) aprovecharás todos los beneficios de la berenjena para bajar de peso. Este vegetal tiene un alto contenido en agua y es considerado un diurético natural, ya que favorece la eliminación de agua corporal y evita que retengas líquidos. Además, la berenjena es rica en fibra (genera saciedad y combate el estreñimiento), vitaminas, minerales y antioxidantes. ¡Aquí tienes una cena ideal para bajar la grasa!

INGREDIENTES

Para la mayonesa de ajonjolí y cilantro:

1 cucharada rasa de crema de ajonjolí (10 g)

1 cucharada colmada de yogur griego descremado o yogur de almendras (20 g)

1 cucharada de jugo de limón (15 ml)

2 cucharadas de agua (30 ml)

Sal baja en sodio y pimienta negra recién molida al gusto

1 cucharadita de cilantro finamente cortado (3 g)

Aceite en espray

4 rodajas de berenjena (240 g)

Sal baja en sodio y pimienta negra recién molida al gusto

½ taza de rúcula (25 g)

4 rebanadas de tomate (80 g)

¼ cebolla morada, cortada en tiras (25 g)

8 rebanadas de pavo embutido sin grasa y bajo en sodio (224 g)

½ aguacate pequeño, cortado en rebanadas (80 g)

½ taza de alfalfa (30 g)

PREPARACIÓN

Mayonesa de ajonjolí:

1. En la licuadora mezclar la crema de ajonjolí, el yogur griego, el jugo de limón y el agua. Sazonar con sal y pimienta.
2. Incorporar a la mezcla el cilantro finamente cortado y mezclar.

1. En una sartén antiadherente a fuego medio, con aceite en espray o pasado con servilleta, agregar las rebanadas de berenjenas previamente condimentadas con sal y pimienta. Saltear por ambas caras tratando de no dejar cocinar demasiado para que no se ablanden. Reservar.

2. Colocar en un plato una rebanada de berenjena y encima agregar en este orden: rúcula, 2 rebanadas de tomates, cebolla morada, 4 rebanadas de pavo, aguacate, ½ cucharada de mayonesa de ajonjolí y alfalfa.

3. Cubrir con otra rebanada de berenjena, repetir con las dos restantes rebanadas de berenjena y servir.

Rendimiento: 2 sándwiches de 4 rebanadas de pavo cada una.

INFORMACIÓN NUTRICIONAL

	En base a 100 g	Porción sugerida*
Calorías	60	221
Proteínas	5,6	20,2
Grasas	2,3	8,5
Carbohidratos	4,4	16
Fibra	1,5	5,5
Colesterol (mg)	22	79
Sodio (mg)	185	667

*1 sándwich

LASAÑA DE VEGETALES Y CARNE

Sabemos que la lasaña es, por excelencia, uno de los platos que más gusta en casa y que incluso se comparte en ocasiones especiales. Es muy económico y rendidor, perfecto para fiestas y celebraciones. Por eso incluimos aquí esta receta donde los principales sabores y texturas provienen de los vegetales (calabacín, berenjena, tomate y espinaca), con lo que promete ser un plato delicioso, saludable y ligero donde no tendrás que preocuparte por los kilitos de más luego de darte este gusto. Con apenas 253 calorías por porción y 16 g de proteína de excelente calidad biológica, esta cena resulta ser muy ligera, pero con un poder de saciedad suficiente para matar el hambre e irse a dormir feliz. Además contiene mucha fibra a partir de los diversos vegetales que se utilizan en su preparación, lo que favorece tu proceso de pérdida de peso.

INGREDIENTES

Para la bechamel de coliflor:

1 coliflor pequeño (1 kg)

4 cucharadas de leche de almendras sin azúcar (60 ml)

Sal baja en sodio y pimienta negra recién molida al gusto

Una pizca de nuez moscada

Para la salsa boloñesa:

2 tazas de tomates licuados (480 ml)

4 dientes de ajo (10 g)

1 cebolla blanca mediana, finamente cortada (100 g)

1 pimiento rojo, finamente cortado (100 g)

8 hojas de albahaca fresca (2 g)

1 cucharada de aceite de oliva (15 ml)

500 g de carne molida

Sal baja en sodio y pimienta negra recién molida al gusto

1 hoja de laurel

Para el ensamblaje de la lasaña:

1 berenjena grande, cortada en lonjas delgadas (500 g)

1 cucharada de aceite de oliva (15 ml)

2 huevos batidos (100 g)

1½ taza de salsa boloñesa (150 g)

1½ taza de bechamel de coliflor (150 g)

2 tomates medianos, en rebanadas (280 g)

1 calabacín mediano, en rebanadas (300 g)

1 taza de hojas de espinaca troceadas (50 g)

1 pimiento asado, en tiritas (120 g)

Queso vegetal rayado (opcional)

PREPARACIÓN

Bechamel de coliflor:

1. Cocinar el coliflor en agua hirviendo hasta que esté bien blando. Retirar y escurrir.
2. Licuar el coliflor junto con todos los demás ingredientes hasta lograr una mezcla homogénea.
3. Dejar a un lado hasta que sea el momento de ensamblar la lasaña.

Salsa boloñesa:

1. Licuar los tomates con el ajo, la cebolla, el pimiento y la albahaca y dejar a un lado.
2. En una sartén antiadherente a fuego medio, agregar el aceite de oliva y cocinar la carne molida, previamente condimentada con sal y pimienta. Revolver constantemente con una espátula de madera para que quede suelta y no se formen grumos.
3. Agregar los ingredientes licuados a la sartén y mezclar bien hasta que quede integrado.
4. Colocar la hoja de laurel en la sartén. Corregir la sal y pimienta, y dejar que hierva hasta que se evapore el líquido por completo y espese, quedando como resultado una salsa densa que cubre la carne y logrando así la consistencia de la salsa boloñesa.
5. Retirar del fuego y dejar a un lado hasta que sea el momento de ensamblar la lasaña.

Ensamblaje:

1. Precalentar el horno a 350°F (180°C).
2. Colocar las lonjas delgadas de berenjena a la parrilla para cocinarse. Si no tienes acceso a una parrilla, colocar en una plancha o sartén muy caliente sin aceite.
3. En un molde refractario con el aceite en la base, colocar una capa de las berenjenas, un poco de la mezcla de huevos, la salsa boloñesa, la bechamel de coliflor, los tomates, los calabacines, las hojas de espinaca y el pimiento asado.
4. Repetir hasta llenar el molde refractario. Al final se puede agregar un poco de queso vegetal rallado, un producto hecho a base de soya que imita el queso y se vende principalmente en Estados Unidos.
5. Llevar al horno durante 45 minutos y servir caliente.

Rendimiento: 9 porciones de 180 g.

INFORMACIÓN NUTRICIONAL

	En base a 100 g	Porción sugerida*
Calorías	140	253
Proteínas	9,2	16,7
Grasas	7,4	13,4
Carbohidratos	9	16,3
Fibra	4,7	8,4
Colesterol (mg)	94	168
Sodio (mg)	237,6	428

*1 trozo mediano de 180 g

Snacks

El *snack*, o lo que muchos conocemos como merienda, refrigerio o tentempié, es tan necesario como las tres comidas del día porque es lo que mantiene tu metabolismo acelerado. Si llevas una dieta saludable y le prestas atención a tu cuerpo, te darás cuenta de que, casi como un reloj, cada tres horas el cuerpo de pronto te hace sonar el estómago o te genera un leve dolorcito de cabeza para avisarte que necesita más gasolina para seguir funcionando. Te lo pide porque tu cuerpo naturalmente busca mantenerse balanceado. Además de hacer que el metabolismo siga funcionando equilibradamente a través del día, los *snacks*/meriendas a media mañana y media tarde también te ayudarán a no llegar a la hora del almuerzo o la cena hecho una fiera del hambre listo para devorarte todo lo que te pongan en la mesa.

A su vez, sé muy bien que la hora de merendar no es fácil, porque probablemente te encuentre en medio de un trabajo o en la calle, y si no tienes algo saludable a mano como un batido de proteínas o una barra de proteína Yes You Can!®, es un momento de debilidad donde puedes recurrir a cualquier cosa rápida y fácil para saciar el hambre. Aquí te brindo la solución: recetas riquísimas y variadas para satisfacer a tu estómago gruñón y mantener el metabolismo acelerado. Eso sí, recuerda que estos *snacks* son solo para comer a media mañana —entre el desayuno y el almuerzo— y a media tarde —entre el almuerzo y la cena—.

He separado este capítulo en dos secciones —*snacks* salados y *snacks* dulces— así tienes para elegir dependiendo de lo que te provoque. ¡En la variedad está el gusto!

MÉXICO

México es famoso, entre muchas otras cosas, por sus carritos de comida. Muchos de nuestros países tienen carritos similares y ¡ay de nosotros! cuando salimos a la calle y tenemos que enfrentarnos a esa tentación diaria ofreciendo las delicias criollas que tanto nos fascinan. No es fácil pasarlos sin frenar y comprar algún bocadito pero si estás preparado lo podrás hacer. Por eso aquí te ofrezco unas opciones de *snacks*/meriendas saludables al estilo mexicano que puedes hacer por adelantado y tener a mano para comer durante tu proceso para bajar de peso o mantener tu peso ideal… y además son súper sabrosas.

AGUACHILES DE CAMARONES

Esta es una ensalada de pepino con camarones, vegetales y aderezo de limón, un plato de la gastronomía mexicana que se incluye con frecuencia en las reuniones y pequeñas fiestas entre amigos. Aquí te presentamos la receta ideal, con un balance perfecto entre calorías y nutrientes para que puedas seguir disfrutando de esta comida sin abandonar tus objetivos. Con apenas 105 calorías, se convierte en una merienda baja en carbohidratos, colesterol y grasas, donde además se destaca el aporte de ácidos grasos insaturados (grasas buenas). Esta receta se sirve con camarones crudos (o "cocidos" por el jugo de limón), pero si no es de tu preferencia comer mariscos crudos, puedes cocinarlos como también indica la receta.

INGREDIENTES

½ cucharadita de sal baja en sodio, más extra para cocinar los camarones (3 g)

150 g de camarones pelados

1 pepino grande (140 g)

¼ taza de jugo de limón (50 ml)

1 chile serrano sin semilla (22 g)

½ taza de hojas de cilantro, más extra para decorar (25 g)

¼ cucharadita de pimienta negra recién molida (2 g)

½ cebolla morada pequeña, cortada en juliana (28 g)

PREPARACIÓN

1. Cocinar los camarones durante 3 minutos en agua hirviendo con sal, enseguida retirarlos y sumergirlos en agua helada.
2. Pelar el pepino, cortar por la mitad a lo largo, retirar las semillas y cortar una mitad en medias lunas, la otra reservarla para la salsa.
3. Licuar el jugo de limón, el chile serrano, el cilantro, el medio pepino restante y la sal y pimienta. Para que no quede muy picante se puede retirar las semillas al chile serrano antes de licuarlo.
4. Pasar la mezcla por un colador. Colocar los camarones en un recipiente profundo, cubrir con la mezcla de limón y chile y dejar marinar durante 30 minutos en la nevera.
5. Pasado el tiempo, sazonar al gusto y mezclar con el pepino en medias lunas, la cebolla morada y el cilantro para decorar.

Rendimiento: 2 porciones de 285 g cada una.

INFORMACIÓN NUTRICIONAL

	En base a 100 g	Porción sugerida*
Calorías	37	105
Proteínas	5,6	16
Grasas	0,4	1,2
Carbohidratos	2,7	7,7
Fibra	0,7	2
Colesterol (mg)	52,6	150
Sodio (mg)	247,3	705

*1 taza de ensalada de camarones (285 g)

ALBÓNDIGAS DE PESCADO CON PICO DE GALLO

Para los amantes del pescado, aquí presentamos esta merienda deliciosa, nutritiva y ligera que produce gran saciedad, con apenas 143 calorías por porción sugerida. Además estas albóndigas son fáciles de hacer y resultan ideales para compartir en una reunión familiar o celebración. El pescado es la mejor fuente de proteínas después del huevo y es además bajo en grasas saturadas y alto en ácidos grasos omega 3, por lo que se considera un aliado perfecto para mantener la salud del corazón. Esta opción es ideal para bajar de peso y, además, aporta aminoácidos esenciales, vitaminas hidrosolubles y minerales, como el selenio, que no deben faltar en tu alimentación.

INGREDIENTES

Para la salsa de tomate:
½ cebolla blanca mediana (90 g)

1 pimiento rojo (140 g)

1 diente de ajo grande (7 g)

1 cucharada de aceite de oliva (30 ml)

½ cucharadita de comino en polvo (3 g)

1 cucharadita de salsa inglesa baja en sodio (5 ml)

½ cucharadita de ajo en polvo (3 g)

½ cucharadita de sal baja en sodio (2,5 g)

6 tomates, licuados (600 g)

½ taza de agua (100 ml)

¼ cucharadita de endulzante a base de estevia (1,55 g)

Para las albóndigas:
2 filetes de pescado blanco o azul (atún, salmón, róbalo, corvina, pargo o dorado) (397 g)

½ cucharada de semillas de ajonjolí (9 g)

1 huevo entero (50 g)

2 ajíes dulces (8 g)

½ cebolla blanca mediana (23 g)

½ pimiento rojo (60 g)

½ pimiento verde (60 g)

½ cucharadita de sal baja en sodio (2,5 g)

1 cucharadita de ajo en polvo (6 g)

½ cucharadita de pimienta negra recién molida (3 g)

1 cucharada de aceite de oliva (15 ml)

3 cucharadas de cilantro finamente picado (45 g)

Para el pico de gallo:
2 tomates rojos maduros, picados en cubos pequeños (72 g)

¼ cebolla blanca mediana, picada en cubos pequeños (44 g)

½ cucharada de jugo limón (7,5 ml)   1 cucharada de aceite de oliva (15 ml)

1 cucharada de cilantro finamente picado (4 g)   ½ cucharadita de sal baja en sodio (2,5 g)

PREPARACIÓN

Salsa de tomate:

1. Sofreír la cebolla, el pimiento y el ajo, previamente troceados en el aceite de oliva. Licuar.
2. En una olla amplia cocinar el aliño licuado, e ir añadiendo el resto de los ingredientes.
3. Una vez que hierva la salsa, dejar cocinar durante 20 minutos.

Albóndigas:

1. Tomar los 2 filetes de pescado y cortar en dados muy pequeños. Triturar en la procesadora. Colocar el pescado triturado en un bol, añadir las semillas de ajonjolí y el huevo. Mezclar y reservar a temperatura ambiente.
2. Colocar en el procesador los ajíes, la cebolla y los pimientos y procesar hasta triturar por completo.
3. Agregar la mezcla obtenida al bol del pescado, junto con la sal, el ajo y la pimienta y amasar hasta unir todos los ingredientes.
4. Una vez que la masa esté homogénea, dejar reposar en la nevera 1 hora como mínimo.
5. Después de dejar reposar la masa, humedecerse las manos y hacer las típicas bolas de albóndigas de 35 g por albóndiga, aproximadamente del tamaño de una pelota de golf. Si la masa se siente muy blanda volver a refrigerar unos 30 minutos.
6. Dorar las albóndigas en una sartén a fuego medio con el aceite de oliva.
7. Combinar las albóndigas con la salsa de tomate y cocinar unos 10 minutos más.
8. Espolvorear el cilantro y servir.

Pico de gallo:

1. Combinar todos los ingredientes en un bol, mezclar y servir como acompañante a las albóndigas en salsa.

Rendimiento: 16 albóndigas de 35 g cada una + 6 porciones de pico de gallo de 16 g cada una + 6 porciones de salsa de ⅔ taza (100 ml).

INFORMACIÓN NUTRICIONAL

	En base a 100 g	Porción sugerida*
Calorías	166	143
Proteínas	13	11,2
Grasas	7,9	6,8
Carbohidratos	10,8	9,3
Fibra	5,4	4,7
Colesterol (mg)		
Sodio (mg)	445	328,5

*2 albóndigas de 35 g c/u + 1 cucharada de pico de gallo (16 g) + ⅔ taza de salsa (100 ml)

PUERTO RICO

Los clásicos pimientos rellenos al estilo puertorriqueño, que muchos se imaginan como parte de un plato principal, son también una delicia como *snack*/merienda. Esta receta incitará tu creatividad y te dejará satisfecho hasta la siguiente comida del día.

PIMIENTOS RELLENOS DE POLLO O CARNE

Estos pimientos son geniales como merienda ya que no solo son saludables y bajos en calorías (apenas 123 calorías por porción sugerida), sino que además son muy versátiles puesto que los puedes rellenar con prácticamente cualquier cosa. En este caso, el relleno que sugerimos es pollo o carne magra, proteínas de excelente calidad y bajas en grasa, pero también se podrían rellenar con pavo molido, huevos, guiso de atún o cualquier pescado de tu preferencia. Los pimientos son ricos en licopeno, un pigmento vegetal natural del grupo de los carotenoides con propiedades antioxidantes, que según estudios recientes protegen a las células del estrés oxidativo además de ayudar a prevenir el cáncer. Esta es una merienda ideal para después de hacer ejercicio o a cualquier hora del día, ya que te aporta muchos nutrientes y te ayudará a sentirte satisfecho.

INGREDIENTES

½ cebolla blanca mediana (70 g)
1 tallo de ajo porro (60 g)
6 ajíes dulces (50 g)
½ pimiento amarillo o verde (60 g)
1 tallo de apio (60 g)
4 dientes de ajo (12 g)
6 tomates grandes (130 g)

1 cucharada de vinagre balsámico (15 ml)
Aceite vegetal en espray
500 g de carne molida o pollo molido
Sal baja en sodio y pimienta negra recién molida al gusto
4 pimientos rojos, naranjas o amarillos grandes (1 kg)

PREPARACIÓN

1. Trocear la cebolla, el ajo porro, los ajíes dulces, el pimiento amarillo o verde, el apio, los dientes de ajo y los tomates. Colocar con el vinagre balsámico en una licuadora y licuar durante 1 minuto hasta obtener una consistencia homogénea.

2. Calentar una sartén antiadherente con aceite en espray a fuego alto, incorporar el pollo o la carne molida previamente condimentada con sal y pimienta y sofreír hasta

que se dore y quede suelto. Agregar la salsa licuada al pollo o la carne molida en la sartén. Reducir el fuego a bajo y cocinar sin tapar hasta que reduzca el líquido. Este proceso tomará unos 30 minutos como mínimo.

3. Precalentar el horno a 350°F (180°C).
4. Lavar los pimientos rojos y cortarlos longitudinalmente. Retirar las semillas sin separar el tallo. Proceder a rellenar los pimientos con la carne o el pollo.
5. Colocar los pimientos rellenos en una bandeja refractaria, hornear durante 20 minutos y servir.

Rendimiento: 8 porciones de 100 g de pimiento (½ unidad) rellenas de ½ taza de pollo o carne (80 g).

INFORMACIÓN NUTRICIONAL

	En base a 100 g	Porción sugerida*
Calorías	68	123
Proteínas	9	16,2
Grasas	0,6	1,1
Carbohidratos	6,7	12,2
Fibra	2,5	4,5
Colesterol (mg)	27,2	49
Sodio (mg)	23,5	42,4

½ pimiento (100 g) + ½ taza de relleno de pollo (80 g)

INFORMACIÓN NUTRICIONAL

	En base a 100 g	Porción sugerida*
Calorías	102	186
Proteínas	7,5	13,6
Grasas	5,1	9,2
Carbohidratos	6,7	12,2
Fibra	2,5	4,5
Colesterol (mg)	27,5	49,6
Sodio (mg)	29,1	52,5

½ pimiento (100 g) + ½ taza de relleno de carne molida (80 g)

VENEZUELA

La guasacaca, esa salsita clásica venezolana que incluyo en un par de mis recetas, instantáneamente se transforma en un favorito para todo el que la prueba. Aquí se te ofrece la opción de usarla con este *snack* riquísimo y fácil de hacer que seguramente se vuelva una de tus meriendas favoritas.

ROLLITOS DE PAVO RELLENOS DE VEGETALES

Estos rollitos de pavo rellenos de vegetales crujientes y guasacaca constituyen una opción más económica, rápida y práctica para merendar en forma saludable, además de ser refrescantes y deliciosos. La pechuga de pavo es un alimento rico en proteínas y vitamina B3 lo que genera saciedad y controla el apetito. Y además son meriendas muy bajas en calorías, que resultan ideales a media mañana o media tarde para mantener el metabolismo activo durante el día y así contribuir a tus esfuerzos por bajar de peso. ¡Incluso es una merienda ideal para llevar al trabajo o a la oficina!

INGREDIENTES

Para el relleno:

1 tallo de apio (28 g)
½ pepino pequeño (90 g)
¼ pimiento rojo (30 g)
¼ pimiento amarillo (30 g)

6 tallos verdes de cebollín de 10 cm cada uno (15 g)
Sal baja en sodio y pimienta negra recién molida al gusto

Para la guasacaca:

¼ cebolla blanca mediana (30 g)
¼ pimiento verde (19 g)
2 cucharadas de cilantro picado (8 g)
½ cucharadita de ajo en polvo (2,5 g)
1 cucharadita de vinagre blanco (10 ml)

¼ taza de agua (57 ml)
¾ cucharadita de sal baja en sodio (3,75 g)
⅛ cucharadita de endulzante a base de estevia (0,8 g)

Para el ensamblaje:

12 lonjas de pechuga de pavo baja en sodio (336 g)

PREPARACIÓN

Relleno:

1. Cortar cada vegetal en tiras delgadas de 8 cm de largo, excepto el cebollín que debe ir cortado en tiras de 10 cm.
2. Pasar por agua hirviendo las tiras de cebollín, 3 segundos serán suficientes. Escurrir sobre papel absorbente y reservar.

Guasacaca:

1. Trocear la cebolla y el pimiento para preparar la guasacaca.
2. Colocar todos los ingredientes en la licuadora, procesar hasta conseguir una crema. Probar y, en caso de ser necesario, añadir sal y pimienta al gusto.

Ensamblaje:

1. Mezclar las tiras de vegetales y dividirlas equitativamente en 12 porciones.
2. Doblar cada lonja de pechuga de pavo por la mitad.
3. Colocar en uno de los extremos de la lonja de pavo una porción de vegetales y enrollar formando un rollito. Para sujetarlo enrollar una tira de cebollín, a modo de cinturón, alrededor de la lonja de pavo.
4. Ir colocando en una bandeja. Al momento de servir acompañar con la guasacaca.

Rendimiento: 12 porciones de 55 g cada una que incluyen 1 lonja de pechuga de pavo (28 g) + mezcla de vegetales (15 g) + 1 cucharada de guasacaca (12 g).

INFORMACIÓN NUTRICIONAL

	En base a 100 g	Porción sugerida*
Calorías	37	126
Proteínas	6,7	22,4
Grasas	0,1	0,6
Carbohidratos	2,4	8
Fibra	0,78	2,6
Colesterol (mg)	9,1	30,2
Sodio (mg)	198	652

4 rollitos de pavo rellenos

ESTADOS UNIDOS

Estados Unidos está lleno de comidas rápidas y *snacks* que nos satisfacen en un abrir y cerrar de ojos, pero no todas las opciones son de las más saludables. Aquí transformamos la clásica hamburguesa estadounidense, normalmente servida como un almuerzo o una cena, en una mini hamburguesa sin pan, perfecta para calmar el hambre de la media mañana o media tarde y mantener tu energía balanceada.

MINI HAMBURGUESA DE RES SIN PAN

¡Las hamburguesas no siempre son bombas de calorías! Esta versión saludable, de menos de 150 calorías, promete ser una excelente alternativa para quienes no se pueden privar de una hamburguesa de vez en cuando. En esta preparación se combinaron diversos alimentos para obtener un plato equilibrado y adecuado nutricionalmente, el cual aporta proteína de excelente calidad, vitaminas, antioxidantes y minerales. Además, al omitir el pan se puede disfrutar de esta merienda a cualquier hora del día por ser baja en carbohidratos, ¡pero una delicia en sabor!

INGREDIENTES
Para la marinada:

¼ cebolla blanca mediana (45 g)
¼ pimiento rojo (30 g)
¼ pimiento verde (30 g)
1 diente de ajo (6 g)
1 cucharadita de agua (5 ml)

¼ cucharadita de comino en polvo (1,25 g)
1 cucharadita de salsa inglesa baja en sodio (5 ml)
¼ cucharadita de ajo en polvo (1,25 g)
1 cucharadita de sal baja en sodio (5 g)

Para las cebollas caramelizadas:

1½ cebolla morada grande, cortada en rodajas (320 g)
1 cucharada de aceite oliva (15 ml)

¼ cucharadita de endulzante a base de estevia (1,25 g)
1 hoja de laurel

Para la hamburguesa:

Carne de res molida (300 g)

¼ cucharadita de pimienta negra recién molida (1,25 g)

1 cucharada de aceite oliva (15 ml)

½ cucharadita de sal baja en sodio (2,5 g)

1 huevo (50 ml)

Aceite en espray

Para la mostaza dulce:

2 cucharada de mostaza (30 ml)

1 cucharadita de vinagre balsámico (5 ml)

1 cucharadita de endulzante a base de estevia (5 g)

Para el ensamblaje:

8 hojas de lechuga romana (119 g)

6 rodajas de tomate (63 g)

PREPARACIÓN

Marinada:

1. Colocar en la licuadora la cebolla, los pimentos y el ajo troceados y el resto de los ingredientes. Procesar hasta que quede una mezcla homogénea.
2. Reservar.

Cebollas caramelizadas:

1. En una sartén colocar todos los ingredientes.
2. Cocinar a fuego bajo, remover cada cierto tiempo, hasta que las cebollas se doren y reduzcan su volumen a la mitad, durante aproximadamente 25 minutos.

Hamburguesa:

1. En un bol colocar la carne y agregar la pimienta, el aceite, la sal, el huevo y la marinada. Amasar distribuyendo uniformemente todos los ingredientes en la carne.
2. Dividir la carne marinada en 6 partes iguales, cada una debe pesar aproximadamente 60 g.
3. Redondear cada porción dando forma de hamburguesa.
4. En una sartén con aceite en espray o pasado con servilleta, dorar y cocinar cada hamburguesa hasta el punto deseado, durante aproximadamente 20 minutos.

Mostaza dulce:

1. En un bol pequeño colocar todos los ingredientes y mezclar hasta conseguir una salsa homogénea.

Ensamblaje:

1. Cortar la lechuga en cuadros un poco más grandes que la carne.
2. Apilar de tres en tres los cuadros de lechuga.
3. Tomar una pila de lechuga, colocar una rodaja de tomate y luego la carne cocida. Continuar con 1 cucharada de cebolla caramelizada, ½ cucharada de mostaza dulce y terminar con otra pila de lechuga.

Rendimiento: 6 porciones de carne cocida (60 g) + 1 cucharada de cebolla caramelizada (15 g) + 1 rodaja de tomate (6 g) + 6 hojas de lechuga (24 g) + ½ cucharada de mostaza dulce (7,5 g).

INFORMACIÓN NUTRICIONAL

	En base a 100 g	Porción sugerida*
Calorías	120	149
Proteínas	9,1	11,3
Grasas	7	8,7
Carbohidratos	5,2	6,4
Fibra	1,3	1,7
Colesterol (mg)	72,3	89
Sodio (mg)	260,9	321

*1 hamburguesa mediana de 60 g + 1 cucharada de cebolla caramelizada + 1 rodaja de tomate + 6 hojitas de lechuga + ½ cucharada de mostaza dulce

INTERNACIONAL

Desde un tartar de atún a un minitimbal de pollo, croquetas y calamares rellenos, aquí encontrarás recetas del mundo que le agregarán variedad a tus *snacks* salados para que nunca te aburras de los manjares que te ofrece esta dieta saludable a la hora de merendar.

MINI PIZZAS DE COLIFLOR CON SALMÓN

La pizza es uno de mis platos favoritos y seguramente también sea uno de los tuyos. Sin embargo, su versión original es bastante calórica y alta en lactosa con aproximadamente 200 calorías por porción, por lo que se convierte en una comida culposa y no muy saludable si deseas cuidar tu peso. Es por ello que incluimos aquí esta receta de pizza a base de coliflor, sin harina ni azúcar, 100% natural y muy baja en carbohidratos. Tan deliciosa como cualquier pizza que hayas probado hasta ahora, también se destaca por ser suave y muy ligera. Además, al agregarle salmón estamos incluyendo una buena dosis de omega 3 con su efecto protector para el corazón. Ahora tus meriendas tendrán pizza sin carbohidratos con apenas 140 calorías (2 mini pizzas), ¡ya no tendrás que sacrificarte más!

INGREDIENTES

1 coliflor (353 g) + ½ coliflor (126 g)

½ cucharadita de sal baja en sodio, más extra al gusto (2,5 g)

1 huevo (50 g)

1½ taza de champiñones cortados en rodajas delgadas (90 g)

1 pimiento asado o en conserva, cortado en cubitos (70 g)

Pimienta negra recién molida al gusto

¼ taza de salsa roja de tomate casera (90 ml)

¾ taza de salmón ahumado cortado en pequeños rectángulos (80 g)

PREPARACIÓN

1. Retirar los tallos gruesos del coliflor.
2. Rallar o procesar los arbolitos del coliflor crudo y reservar ½ taza.
3. Colocar el coliflor rayado en un bol mediano y cocinar 10 minutos en el microondas o el horno con el envase tapado. Retirar y dejar reposar.
4. Una vez frío, mezclar el coliflor con la sal y el huevo hasta lograr una masa. Dividir

la masa en 4 partes iguales, extender cada porción en forma de círculo en una bandeja engrasada y hornear a 320°F (160°C) hasta dorar. Retirar del horno.

5. En un bol mezclar los champiñones, el pimiento asado, el coliflor rallado crudo y salpimentar.

6. Untar con 1 cucharada de salsa de tomate cada base de masa de coliflor ya horneada. Repartir sobre cada una de ellas los vegetales mezclados y, para terminar, colocar el salmón sobre los vegetales.

Rendimiento: 4 mini pizzas (90 g cada una).

INFORMACIÓN NUTRICIONAL

	En base a 100 g	Porción sugerida*
Calorías	77	139
Proteínas	7,3	13,3
Grasas	3,4	6,1
Carbohidratos	4,2	7,7
Fibra	2,3	4
Colesterol (mg)	154	278
Sodio (mg)	270	485

*2 mini pizzas de 90 g c/u

TARTAR DE ATÚN ROJO Y AGUACATE

Entre los pescados más ricos y beneficiosos para nuestra salud se encuentra el atún rojo, y por eso lo hemos incluido en nuestro libro. Con menos de 150 calorías, esta merienda es muy baja en carbohidratos y sodio, pero contiene un aporte importante de proteínas de excelente calidad, y sería una gran aliada en el proceso para bajar de peso. Un plato ligero, fresco, rico, fácil de hacer y muy saludable, ¡que nunca querrás dejar de disfrutar!

INGREDIENTES

1 lomo de atún rojo (242 g)

2 tallos de cebollín, finamente cortados (17 g)

1 cebolla morada pequeña, cortada en cubos pequeños (90 g)

1 tomate mediano, cortado en cubos pequeños (80 g)

6 hojas de albahaca, finamente troceadas (1 g)

Jugo de 1 limón (15 ml)

1 cucharadita de aceite de ajonjolí o sésamo (5 ml)

1 cucharadita de salsa de soya baja en sodio (5 ml)

Ralladura de la piel de 1 limón grande

Sal baja en sodio y pimienta negra recién molida al gusto

½ aguacate, cortado en cubos de 1 cm (80 g)

6 hojas de albahaca grandes para decorar (4 g)

Semillas de ajonjolí para decorar

PREPARACIÓN

1. Cortar el atún en dados de ½ cm. Colocar en un envase y añadir el cebollín, la cebolla, el tomate y la albahaca finamente troceada.
2. Preparar el aliño del tartar mezclando el jugo de limón, el aceite de ajonjolí, la salsa de soya, la ralladura de limón, sal y pimienta.
3. Mezclar el aguacate cuidadosamente con el atún y los vegetales.
4. Antes de servir, agitar bien el aliño y añadirlo al atún con aguacate. Mezclar y servir.
5. Agregar albahaca y semillas de ajonjolí para decorar.

Rendimiento: 4 porciones de 80 g.

INFORMACIÓN NUTRICIONAL

	En base a 100 g	Porción sugerida*
Calorías	185	148
Proteínas	17	13,7
Grasas	10,8	8,7
Carbohidratos	5	4
Fibra	2,8	2,3
Colesterol (mg)	30,6	24,5
Sodio (mg)	190	152

*80 g

ENSALADA DE ATÚN Y MOSTAZA DULCE

¡Nada es más saludable que una ensalada de vegetales frescos! Los vegetales aportan agua, nutrientes, vitaminas y mucha fibra. La fibra de los vegetales ayuda a la digestión y mejora el estreñimiento. También actúa en la prevención de enfermedades relacionadas con el sistema digestivo, como la diverticulitis y los cánceres de colón y estómago. Así mismo, la fibra enlentece la absorción de los alimentos, y permite que te sientas satisfecho durante más horas. Es por eso que en toda alimentación balanceada, adecuada y equilibrada se deben incluir los vegetales. Tal es el caso de nuestra ensalada de atún, un clásico de la cocina internacional. Nuestra versión es ideal para una merienda a media mañana o media tarde, al ser baja en calorías (142 calorías por porción), grasas y carbohidratos.

INGREDIENTES

Para la vinagreta de mostaza:

1 cucharada de aceite de oliva (15 ml)

2 cucharadas de limón (30 ml)

1 cucharada de mostaza (9 g)

1 sobre de endulzante a base de estevia (3 g)

Pimienta negra recién molida al gusto

Para la ensalada:

3 tazas de lechuga romana troceada (180 g)

1 tomate cortado en tiras sin semillas (145 g)

1 taza de pimiento rojo en tiras (145 g)

½ taza de cebolla morada en tiras (70 g)

1 rama de cebollín, finamente cortada (20 g)

1 rama de apio, finamente cortada (30 g)

½ taza de pepino cortado en ruedas (140 g)

4 huevos duros, cortados en octavos (200 g)

1 taza de atún en agua troceado y escurrido (150 g)

Sal baja en sodio y pimienta negra recién molida al gusto

PREPARACIÓN

Vinagreta de mostaza:

1. Con la ayuda de un batidor de mano tipo globo mezclar en un recipiente todos los ingredientes hasta obtener una consistencia homogénea.
2. Al finalizar, corregir la sazón.

Ensalada:

1. Mezclar en un bol todos los vegetales finamente troceados y los huevos.
2. Agregar el atún y la vinagreta dulce de mostaza.
3. Servir y agregar pimienta para decorar.

Rendimiento: 5 porciones de 210 g cada una.

INFORMACIÓN NUTRICIONAL

	En base a 100 g	Porción sugerida*
Calorías	67	142
Proteínas	6,6	14
Grasas	2,9	6,1
Carbohidratos	3,7	7,8
Fibra	1,3	2,8
Colesterol (mg)	217,6	457
Sodio (mg)	46	98

1 taza (210 g)

MINITIMBAL DE POLLO DESMECHADO

Este timbal de pollo con calabacín y vegetales busca integrar diversos grupos de alimentos en un mismo plato, haciendo del mismo una opción muy ligera (111 calorías), baja en grasas y carbohidratos, deliciosa al paladar, con un alto poder de saciedad y además de fácil digestión. El calabacín está compuesto en un 95% de agua, con un bajo aporte calórico. Sin embargo, contiene una cantidad récord de minerales y oligoelementos como fósforo, magnesio, potasio y calcio, haciéndolo un vegetal ideal para incluir en tus comidas si deseas bajar de peso. El sabor es fresco y muy neutro por lo que lo hace una verdura muy versátil y fácil de combinar con cualquier tipo de alimento. Es por ello que no podía dejar de formar parte de tus meriendas.

INGREDIENTES

1 pechuga de pollo entera (487 g)

2 cucharadas de leche de almendras (22 ml)

1 huevo (50 g)

½ cucharadita de ajo en polvo (2,5 g)

1 cucharadita de polvo de hornear (5 g)

½ cucharadita de sal baja en sodio (2,5 g)

½ cucharadita de pimienta negra recién molida (2,5 g)

1 calabacín entero (240 g)

1 clara de huevo (20 g)

½ pimiento rojo, cortado en cubos muy pequeños (39 g)

½ pimiento amarillo, cortado en cubos muy pequeños (44 g)

2 tallos de apio, picados finamente (40 g)

½ calabacín, cortado en cubos muy pequeños (65 g)

Aceite en espray

PREPARACIÓN

1. Trocear el pollo en cubos pequeños y reservar un tercio cortado.
2. El resto del pollo molerlo en la licuadora con la leche de almendras, el huevo, el ajo en polvo, el polvo de hornear, la sal y la pimienta. Al estar bien triturado, retirar de la licuadora y colocar en un bol.
3. Precalentar el horno a 350°F (180°C).
4. Cortar el calabacín entero en lonjas muy delgadas con la ayuda de una mandolina o con un cuchillo muy afilado.
5. Batir la clara de huevo a punto de nieve e incorporarla a la mezcla de pollo junto con los vegetales cortados. Revolver hasta obtener una mezcla homogénea.
6. Preparar un molde de *muffins* rociándolo con un poco de aceite en espray.
7. Colocar 2 lonjas de calabacín alrededor de cada espacio para *muffin* junto con 3

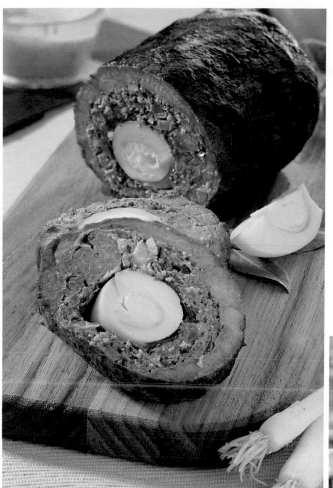

Cenas
ARGENTINA
Matambre (página 101)

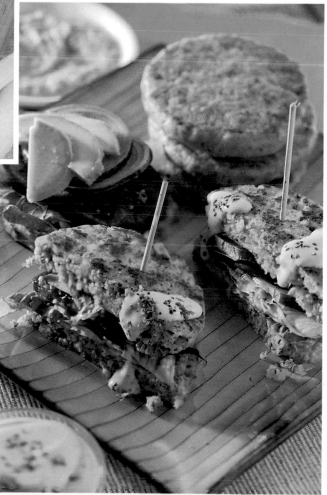

Cenas ›
ESTADOS UNIDOS
Hamburguesa de pescado
con salsa tártara (página 108)

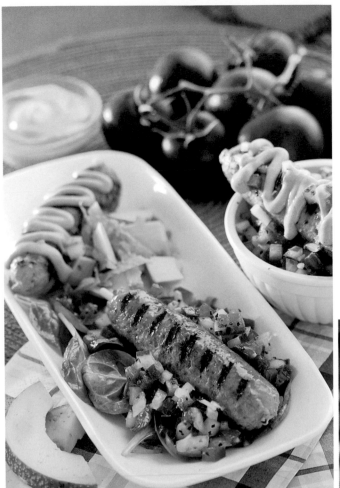

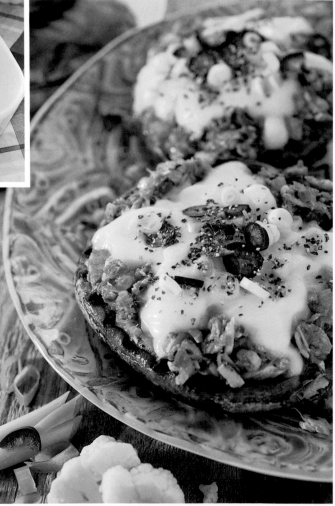

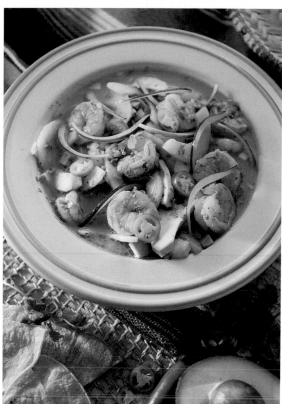

‹ *Snacks salados*
MÉXICO
Aguachiles de camarones (página 128)

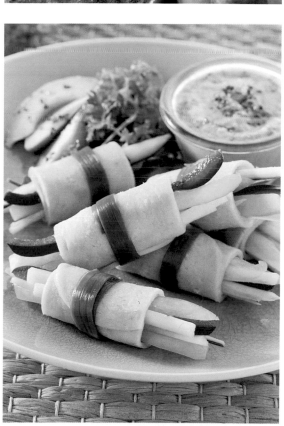

Snacks salados
INTERNACIONAL
Mini pizzas de coliflor
con salmón (página 140)

‹ *Snacks salados*
VENEZUELA
Rollitos de pavo rellenos
de vegetales (página 135)

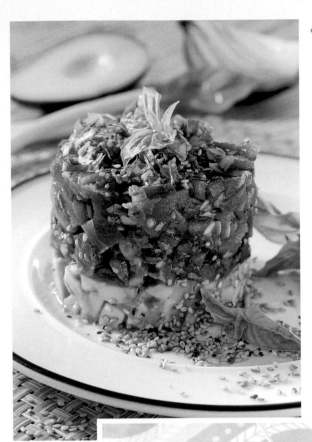

‹ *Snacks salados*
INTERNACIONAL
Tartar de atún rojo y aguacate (página 142)

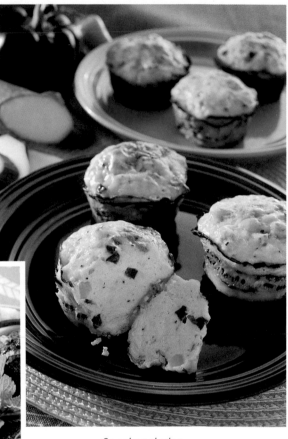

Snacks salados
INTERNACIONAL
Minitimbal de pollo
desmechado (página 146)

‹ *Snacks salados*
INTERNACIONAL
Baba ganoush y crema de pimiento
con brochetas de carne (página 150)

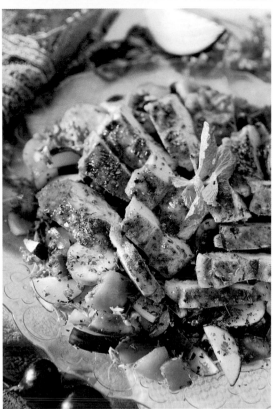

❮ *Snacks salados*
INTERNACIONAL
Ensalada *fatoush* con pollo
a la parrilla (página 155)

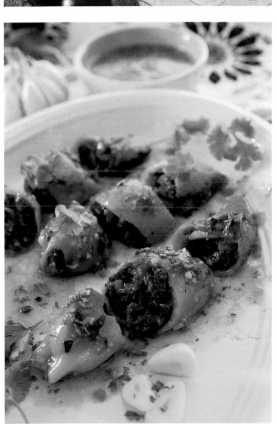

Snacks salados
INTERNACIONAL
Croquetas de pollo y espinaca (página 159)

❮ *Snacks salados*
INTERNACIONAL
Calamares al ajillo rellenos
de vegetales (página 157)

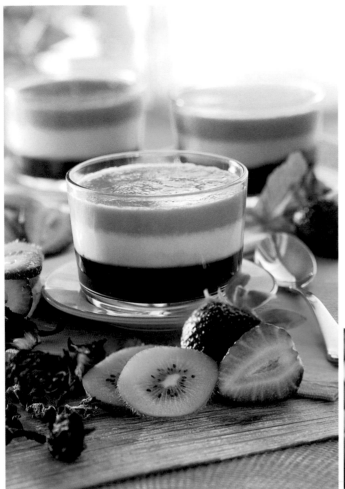

‹ *Snacks dulces*
MÉXICO
Gelatina de agua de Jamaica
y proteína (página 161)

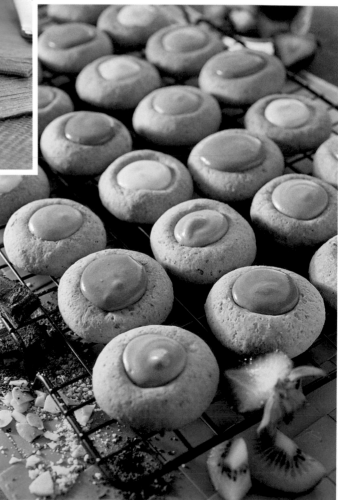

Snacks dulces ›
PUERTO RICO
Mantecaditos o
polvorones (página 164)

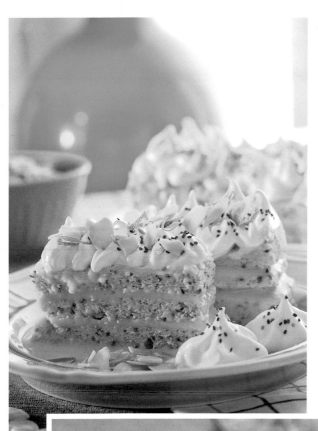

<Snacks dulces
VENEZUELA
Bienmesabe (página 170)

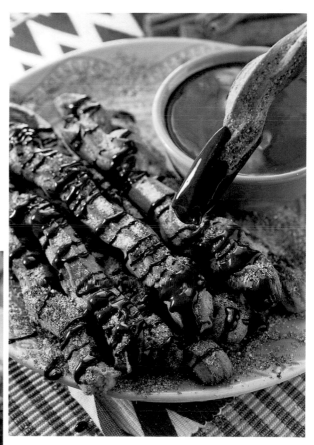

Snacks dulces
ESPAÑA
Churros Yes You Can!® (página 175)

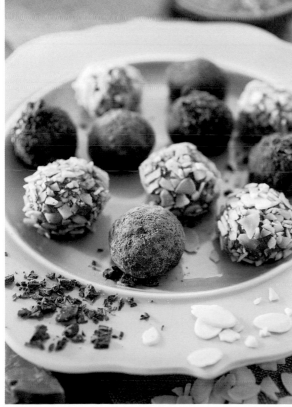

< Snacks dulces
BRASIL
Brigadeiros (página 180)

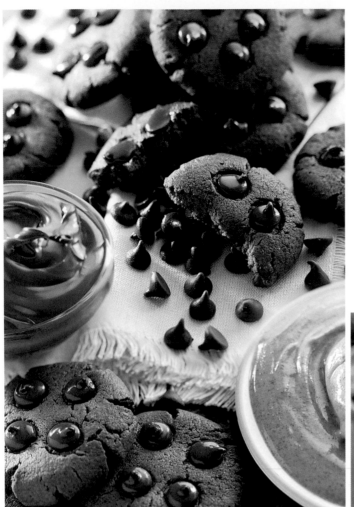

‹ *Snacks dulces*
INTERNACIONAL
Galletas choco-*chip* (página 184)

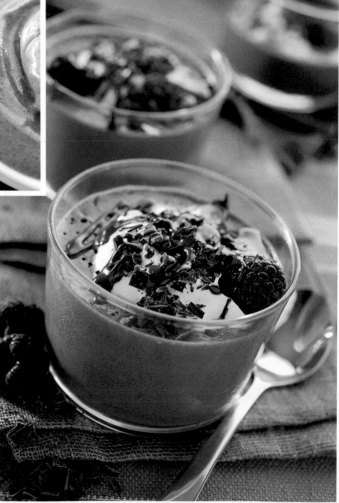

Snacks dulces ›
INTERNACIONAL
Mousse de chocolate (página 192)

cucharadas de mezcla. Con una cuchara pequeña compactar la mezcla. Repetir la operación hasta llenar la bandeja.

8. Hornear durante aproximadamente 18 minutos o hasta que se vean dorados. Antes de sacar los minitimbales del horno, enterrar un cuchillo afilado en el medio de uno de ellos para asegurarse de que salga limpio y así saber que están listos.

9. Retirar del horno y servir tibios.

Rendimiento: 6 porciones de 107 g cada una.

INFORMACIÓN NUTRICIONAL

	En base a 100 g	Porción sugerida*
Calorías	103	111
Proteínas	19,6	21
Grasas	1,8	2
Carbohidratos	2	2,2
Fibra	0,7	0,8
Colesterol (mg)	145,1	155,3
Sodio (mg)	225	241

*1 timbal (107 g)

ENSALADA ASIÁTICA DE POLLO TERIYAKI

Nada es más saludable que comer vegetales, porque aportan agua, fibra, nutrientes y una gran cantidad de antioxidantes. Además, te ayudan a controlar la ansiedad, a mantener la piel bien nutrida e hidratada y a alejar las enfermedades. Toda las ensaladas son fáciles de preparar y esto hace que sean una merienda muy deliciosa y efectiva para bajar de peso. En este caso, esta ensalada de pollo teriyaki, aporta apenas 124 calorías por porción, tiene mucho menos sodio que la versión original y no contiene azúcar. Así que puedes considerarla ideal para complementar el consumo de vegetales crudos al día, evitar la retención de líquido y alimentarte en forma saludable.

INGREDIENTES

Para la salsa teriyaki casera:

¼ taza de salsa de soya baja en sodio (60 ml)

1 cucharada de vinagre de arroz (30 ml)

½ cucharada de endulzante a base de estevia (4,5 g)

1 diente de ajo, machacado (2,5 g)

1 cucharadita de jengibre en polvo (2,5 g)

½ cucharada de agua (7,5 ml)

1 cucharadita de aceite de sésamo (5 ml)

Para la ensalada:

1 pechuga de pollo, cortada en tiritas (200 g)

½ cucharadita de sal baja en sodio

¼ cucharadita de pimienta negra recién molida

2 cucharaditas de aceite de ajonjoli (10 ml)

3 tazas de lechuga romana troceada (180 g)

1 taza de pimiento verde, amarillo y rojo en tiras (145 g)

1 rama de cebollín, finamente cortada (20 g)

1 rama de apio, finamente cortada (30 g)

1 taza de frijoles de soya germinados (80 g)

¼ taza de pepino cortado en ruedas (67 g)

Jugo de 1 limón, aprox. 2 cucharadas (30 ml)

Sal baja en sodio y pimienta negra recién molida al gusto

1 cucharada de ajonjolí tostado, para decorar (20 g)

PREPARACIÓN

Salsa teriyaki casera:

1. Calentar en una olla pequeña a fuego medio todos los ingredientes hasta que se vayan disolviendo.

2. Cuando la mezcla esté hirviendo dejarla por unos minutos más hasta que espese lo suficiente, cuando las burbujas del hervor se vuelvan más lentas y pequeñas.
3. Apagar y reservar. Cuando está a temperatura ambiente está lista para utilizar.

Ensalada:
1. Cocinar la pechuga de pollo en tiritas y previamente condimentada con la sal, la pimienta y 1 cucharadita del aceite de ajonjolí en una sartén antiadherente a fuego medio hasta que dore por todas sus caras, durante aproximadamente 8 minutos.
2. Bajar el fuego y agregar 2 cucharadas de la salsa teriyaki casera. Mezclar, retirar del fuego y reservar.
3. En un bol agregar 2 tazas de la lechuga romana, el pimiento verde, amarillo y rojo, el cebollín, el apio, los frijoles de soya germinados y el pepino.
4. Condimentar la ensalada con limón, la cucharadita restante de aceite de ajonjolí, sal y pimienta al gusto.
5. Servir la ensalada en un plato y agregar encima el pollo teriyaki y el ajonjolí tostado para decorar.

Rendimiento: 5 porciones de 40 g de pechuga de pollo + 104 g de ensalada.

INFORMACIÓN NUTRICIONAL

	En base a 100 g	Porción sugerida*
Calorías	85	124
Proteínas	8,2	12
Grasas	3,5	5,1
Carbohidratos	5,1	7,5
Fibra	1,3	1,9
Colesterol (mg)	21,5	31,3
Sodio (mg)	331	480

*40 g de pollo + ¾ taza de vegetales (104 g)

BABA GANOUSH Y CREMA DE PIMIENTO CON BROCHETAS DE CARNE

Esta es una merienda o aperitivo de origen árabe que es muy colorido, delicioso y nutritivo. Tradicionalmente se sirve con pan de pita recién horneado. Nosotros le eliminamos el carbohidrato y lo combinamos con proteínas como la carne de res. Esta crema de vegetales (pimiento y berenjena) ofrece una inmejorable opción de buena nutrición y muchos beneficios para la salud ya que, entre otros nutrientes, contienen vitamina B6 y magnesio, que reducen la ansiedad y el insomnio. Además, la vitamina B6 es un diurético natural, por lo que incluirla en la dieta contribuye a evitar la hipertensión y a disminuir la retención de líquidos. En este caso, estas cremas se acompañan de una brocheta de carne, aumentando su poder de saciedad con un aporte ideal de proteína animal y aminoácidos esenciales.

INGREDIENTES

Para la crema de berenjenas o baba ganoush:

1 berenjena grande (400 g)

1 diente de ajo (6 g)

2 cucharadas de crema de ajonjolí (30 ml)

Jugo de 1 limón grande (20 ml)

1 pizca de sal baja en sodio

1 cucharada de aceite de oliva, para decorar (15 ml)

Para la crema de pimiento:

2 pimientos rojos (450 g)

1 a 2 sobres de endulzante a base de estevia (6 g)

¼ taza de almendras molidas con piel (25 g)

4 cucharaditas de jugo de limón (20 ml)

1 cucharada de aceite de oliva (15 ml)

1 cucharada de crema de ajonjolí (15 ml)

½ taza de nueces picadas pequeñas (35 g) y 1 cucharada de nueces troceadas para decorar (10 g)

Comino molido y sal baja en sodio al gusto

Para las brochetas de carne:

6 mini palillos de madera o hierro

½ calabacín en rebanadas (100 g)

½ pimiento rojo, cortado en cuartos (125 g)

½ pimiento amarillo, cortado en cuartos (125 g)

Carne de res cortada en cuadros de 3 cm × 3 cm (200 g)

Sal baja en sodio, pimienta negra recién molida y ajo en polvo al gusto

1 cucharada de aceite de oliva (15 ml)

1 cucharadita de guayabita (2,5 g) 1 cucharadita de polvo 7 especias (2,5 g)

Jugo de 1 limón (15 ml)

PREPARACIÓN

Crema de berenjenas:

1. Quemar la berenjena sobre las hornillas de la cocina de gas, aplicando fuego directo sobre la piel y volteando con la mano hasta que se cocine, ablande y quede negra por fuera. Si no se posee hornilla de gas, se puede hornear a 550°F (287°C) con un poco de aceite de oliva en una bandeja para hornear sin tapar.
2. Una vez que se enfríe, pelar la berenjena delicadamente bajo el chorro del grifo de agua.
3. Colocar la berenjena pelada en una licuadora con el ajo, la crema de ajonjolí, el jugo de limón y la sal. Mezclar muy bien hasta que tenga consistencia de crema.
4. Servir con el aceite de oliva para decorar.

Crema de pimiento:

1. Hornear los pimientos en una bandeja refractaria durante 35–40 minutos a 400°F (205°C).
2. Licuar los pimientos cortados en pedacitos con la estevia hasta que quede una mezcla homogénea. Colocar en un bol mediano
3. Agregar las almendras molidas y mezclar con un tenedor junto con el jugo de limón, el aceite de oliva, la crema de ajonjolí y la ½ taza de nueces picadas pequeñas.
4. Agregar el comino y la sal al gusto. Servir con la cucharada restante de nueces troceadas para decorar.

Brochetas de carne:

1. Montar en un palito de madera o hierro para brochetas en forma intercalada un trozo de calabacín, uno de pimiento rojo y luego pimiento amarillo.
2. Por último agregar un trozo de carne cruda cortada en cuadros.
3. Condimentar con sal, pimienta, ajo, aceite de oliva, guayabita (malagueta), limón y polvo 7 especias al gusto.
4. Asar a la parrilla o a la plancha hasta dorar dando vueltas hasta que se cocine completamente, aproximadamente 3 minutos por cada lado.
5. Servir en un plato la brocheta y a un lado servir 1 cucharada de la crema de berenjena, 1 cucharada de la crema de pimiento ¡y a disfrutar!

Rendimiento: 6 brochetas de carne de 40 g cada una.

INFORMACIÓN NUTRICIONAL

	En base a 100 g	Porción sugerida*
Calorías	178	125
Proteínas	11,4	8
Grasas	11,4	8
Carbohidratos	7,5	5,3
Fibra	1,8	1,3
Colesterol (mg)	34,8	24,4
Sodio (mg)	15,8	11,1

*1 brocheta de 40 g + 1 cucharada de crema de pimiento (15 g) + 1 cucharada de crema de berenjenas (15 g)

BROCHETAS DE PAVO MOLIDO EN PALITOS DE CANELA

Una de las ventajas principales de este plato es su sabor, ya que la pechuga de pavo además de ser un alimento nutritivo, es muy gustosa y baja en grasas. Esta merienda tiene un alto contenido de proteínas, lo que aumenta la sensación de saciedad, activa el metabolismo y ayuda en el control del peso. Además, el pavo es fuente de triptófano, un aminoácido esencial que participa en la producción de serotonina (hormona del bienestar), una sustancia que tiene muchos beneficios, entre los cuales tenemos que ejerce un efecto relajante, controla la ansiedad por carbohidratos y ayuda a regular el sueño, pasos imprescindibles para bajar de peso y lograr tu meta.

INGREDIENTES

1 cebolla blanca (60 g)

¼ taza perejil (8 g)

Pavo molido (250 g)

½ cucharadita de sal baja en sodio (2,5 g)

½ cucharadita de pimienta negra recién molida (2,5 g)

¼ cucharadita de pimienta guayabita molida (1,25 g)

¼ cucharadita de comino molido (1,25 g)

4 unidades de canela en rama

1 cucharadita de aceite de oliva (5 ml)

PREPARACIÓN

1. Rallar la cebolla y cortar finamente el perejil.
2. Colocar en un bol el pavo molido junto a la cebolla, el perejil y el resto de las especias de la receta, mezclar y amasar hasta conseguir una masa homogénea.
3. Dividir la masa de pavo en 4 partes iguales.
4. Redondear cada porción, aplastar ligeramente dando forma circular.
5. Colocar la rama de canela en el medio de la porción, y cubrirla con la carne dando forma de salchicha, dejando dos centímetros en uno de los extremos sin carne para poder agarrar la brocheta con la mano.
6. Asar en una parrilla o sartén con el aceite de oliva aproximadamente 5 minutos hasta que se doren y la carne esté cocida.
7. Acompañar con una ensalada o salsa saludable de tu preferencia.

Rendimiento: 4 unidades de 75 g cada una.

INFORMACIÓN NUTRICIONAL

	En base a 100 g	Porción sugerida*
Calorías	176	132,7
Proteínas	16,9	12,7
Grasas	11	8,3
Carbohidratos	2,4	1,8
Fibra	0,5	0,4
Colesterol (mg)	58,2	43,7
Sodio (mg)	486	364,5

*1 brocheta de pavo de 75 g

ENSALADA *FATOUSH* CON POLLO A LA PARRILLA

La ensalada *fatoush*, típica de la gastronomía libanesa, tiene la particularidad de ofrecer una gama de vegetales coloridos y de texturas diferentes en un mismo plato. Su versión original incluye pan pita tostado o frito, lo que le suma muchas calorías. En este caso, te ofrecemos esta opción más ligera (apenas 134 calorías), baja en grasa y además acompañada de pechuga de pollo a la parrilla, incorporando una dosis de proteína ideal para tus meriendas que mantendrá tu metabolismo acelerado y evitará los ataques de ansiedad. Esta receta resulta una merienda ideal para las tardes. Si quieres comerla de almuerzo, puedes agregar una porción de pan pita integral tostado al horno.

INGREDIENTES

1 cucharadita más 2 cucharadas de aceite de oliva (30 ml)

1 pechuga grande de pollo sin hueso, cortada en tiritas (200 g)

Sal baja en sodio y pimienta negra recién molida al gusto

1 cucharada de *sumak* (condimento árabe), más extra al gusto (15 g)

2 tazas de lechuga romana o repollada troceada (100 g)

1 taza de pimiento verde cortado en cubos (145 g)

1 taza de tomates rojos cortados en cubos (167 g)

½ cebolla blanca o morada, finamente cortada (97 g)

3 tallos de cebolla en rama o cebollín, cortados (60 g)

6 rábanos, rebanados (200 g)

1 pepino grande (150 g)

1 manojo de perejil, finamente cortado (125 g)

10 hojas de hierbabuena (1 g)

¾ taza de jugo de limón, aprox. 3 limones (45 ml)

PREPARACIÓN

1. Calentar una sartén antiadherente a fuego alto con 1 cucharadita de aceite de oliva y saltear la pechuga de pollo previamente condimentada con sal, pimienta y *sumak*, 3 minutos cada lado.

2. Mezclar todos los vegetales junto con las hierbas y guardar en la nevera en un envase con tapa.

3. Al momento de servir sazonar los vegetales con el jugo de limón, las 2 cucharadas de aceite restante y *sumak,* sal y pimienta al gusto.

4. Colocar encima las tiritas de pollo mientras estén calientes.

Rendimiento: 6 porciones de 175 g cada una. Cada porción contiene 33 g de pollo + 1 taza de vegetales (142 g).

INFORMACIÓN NUTRICIONAL

	En base a 100 g	Porción sugerida*
Calorías	76	134
Proteínas	5,7	10
Grasas	3,4	6
Carbohidratos	5,7	10
Fibra	2,5	4,5
Colesterol (mg)	14,8	26
Sodio (mg)	18,9	33,2

*33 g de pollo + 1 taza de vegetales (142 g)

CALAMARES AL AJILLO RELLENOS DE VEGETALES

Estos calamares rellenos al ajillo prometen ser una de tus meriendas favoritas si eres amante de los mariscos. Es un aperitivo que incluso puedes ofrecer en tus reuniones en casa y así cuidarás no sólo de tu salud sino también de la de tus seres más queridos. Es un plato sencillo, bajo en calorías (141 calorías por porción) y que puedes preparar en cualquier momento, ya que resulta fácil encontrar calamares en cualquier época del año. Nutricionalmente, los calamares se destacan por su alto contenido de proteínas de buena calidad, que aportan por tanto la mayoría de los aminoácidos esenciales para el organismo, al igual que minerales como potasio, magnesio, fosforo, zinc y hierro. Además resultan ideales para el metabolismo por su alto contenido de yodo, el cual regula la energía del cuerpo y el correcto funcionamiento de las células.

INGREDIENTES

Para el relleno:

1 calabacín pequeño (160 g)

½ berenjena (90 g)

½ pimiento verde (90 g)

¼ cebolla morada (40 g)

1 tomate maduro (150 g)

1 diente de ajo (6 g)

1 cucharada de aceite de oliva (15 ml)

½ cucharadita de sal baja en sodio (3 g)

Pimienta negra recién molida al gusto

1 cucharadita de orégano seco (3,5 g)

Para los calamares:

Calamares enteros limpios y de tamaño uniforme (320 g)

10 mini palillos de madera

½ cucharadita de sal baja en sodio (2,5 g)

½ cucharadita de pimienta negra recién molida (1,25 g)

1 cucharada de aceite de oliva (15 ml)

½ taza de caldo de pescado o de verdura (120 ml)

4 dientes de ajo machacados (10 g)

½ taza de perejil deshojado (16 g)

PREPARACIÓN

Relleno:

1. Cortar los vegetales en cubos muy pequeños y machacar el ajo.
2. En una sartén grande, dorar los vegetal con el aceite de oliva. Añadir la sal y oré-

gano. Cocinar durante unos 10 minutos o más, a fuego bajo, hasta que los vegetales se cocinen lo suficiente y se pongan pastosos.

3. Dejar reposar una vez listos para rellenar los calamares.

Calamares:

1. Rellenar cada calamar sin llenarlo completamente, debido a que al cocinar el calamar encoje y reduce el tamaño del interior. Así se evitará que el relleno se salga.

2. Una vez que estén todos rellenos, cerrar las bocas de las bolsas de los calamares con un palillo.

3. Salpimentar los calamares, dorarlos con el aceite en una sartén a fuego medio para evitar que estallen.

4. En la misma sartén, sin apagar el fuego, añadir el caldo o agua y remover el fondo de los jugos caramelizados del calamar. Añadir el ajo machacado y el perejil, y dejar que se cocinen hasta que el calamar se sienta bien firme y se haya reducido el líquido un poco.

5. Al momento de servir cortar en rodajas.

Rendimiento: 8 calamares rellenos.

INFORMACIÓN NUTRICIONAL

	En base a 100 g	Porción sugerida*
Calorías	103	141
Proteínas	9,7	13,2
Grasas	6	8,2
Carbohidratos	2,6	3,6
Fibra	11	15
Colesterol (mg)	56,3	76,7
Sodio (mg)	344	468

2 calamares rellenos de 68 g c/u (136 g)

CROQUETAS DE POLLO Y ESPINACA

A simple vista, pareciera que las croquetas son enemigas de la comida saludable y una figura envidiable, puesto que se relacionan con fritura, grasa saturada y muchas calorías. Pero como en este libro me he propuesto romper con todos estos estereotipos y ofrecer platos deliciosos pero en su versión saludable, con estas deliciosas croquetas de pollo y espinaca no tendrás que sacrificar nada de sabor. El resultado es un producto delicioso, crujiente y muy suave por dentro. Tres croquetas aportan tan solo 131 calorías y estas son a partir de proteína principalmente, lo cual las hace una merienda baja en grasas y carbohidratos, ideal para bajar de peso y controlar el apetito.

INGREDIENTES

2 tazas de pechuga de pollo cocida y desmechada (220 g)

½ taza de harina de almendras (65 g)

1 cucharadita de ajo en polvo (5 g)

1 clara de huevo (30 g)

Sal baja en sodio y pimienta negra recién molida al gusto

2 tazas de espinaca finamente troceada (80 g)

1 cucharadita de aceite de oliva (5 ml)

PREPARACIÓN

1. En un procesador mezclar la pechuga de pollo cocida, la harina de almendras, el ajo en polvo y la clara de huevo hasta formar una mezcla homogénea y compacta. Procesar durante 1 minuto y agregar sal y pimienta al gusto.
2. Agregar la espinaca y mezclar.
3. Tomar ¼ taza de la mezcla y, con la mano, formar unas figuras ligeramente ovaladas. Repetir hasta utilizar la totalidad de la mezcla.
4. Engrasar una sartén antiadherente con el aceite, poner a fuego medio y colocar las croquetas para cocinarlas hasta dorarlas por ambas caras, 3 minutos cada lado.
5. Servir de inmediato.

Rendimiento: 10 croquetas de 35 g cada una.

INFORMACIÓN NUTRICIONAL

	En base a 100 g	Porción sugerida*
Calorías	124	131
Proteínas	16	16,8
Grasas	5,7	6
Carbohidratos	2,2	2,4
Fibra	1,4	1,5
Colesterol (mg)	49,1	51,6
Sodio (mg)	350	367,8

*3 croquetas de 35 g c/u

INFORMACIÓN NUTRICIONAL

	En base a 100 g	Porción sugerida*
Calorías	76	90
Proteínas	7,2	8,7
Grasas	2,2	2,7
Carbohidratos	6,5	7,8
Fibra	0,1	0,2
Colesterol (mg)		
Sodio (mg)	57	68

*1 taza (120 ml)

PUERTO RICO

En la época navideña en Puerto Rico se usa mucho hacer y regalar mantecaditos o polvorones. Te puedes imaginar que estas galletas tradicionales no son un *snack* ideal para alguien que esté tratando de cuidar su peso, ¡pero nuestra versión sí lo es!

MANTECADITOS O POLVORONES

Las galletas siempre serán un clásico en toda merienda. Son prácticas y puedes llevarlas contigo al trabajo o a la oficina. Nuestras mantecadas rellenas de crema de proteína te permitirán disfrutar de esta merienda sin azúcar y baja en carbohidratos y calorías (130 calorías cada dos galletas), sin culpa y a la hora que desees. Están elaboradas con harina de almendras que las hacen ricas en ácidos grasos insaturados, los cuales se asocian a una mejor salud cardiovascular. Además, las almendras son fuente de proteínas vegetales de buena calidad que logran complementarse con todos los aminoácidos necesarios para el organismo, a través de nuestra proteína Yes You Can!®.

INGREDIENTES

⅔ taza de proteína de sabor vainilla Yes You Can!® (72 g)

1 taza de harina de almendras (125 g)

¼ cucharadita de sal baja en sodio (1,25 g)

½ cucharada de endulzante a base de estevia (7,5 g)

⅔ taza de agua (150 ml)

1 cucharada de aceite vegetal (15 ml)

Para la crema a base de proteína Yes You Can!®:

½ sobre de proteína de sabor vainilla Yes You Can!® (12 g)

1½ taza de leche de almendras (366 ml)

½ sobre de proteína de sabor choco-brownie Yes You Can!® (12 g)

½ sobre de proteína de sabor kiwi-berry Yes You Can!® (12 g)

Papel encerado

PREPARACIÓN

1. Precalentar el horno a 370°F (190°C).
2. Colocar los ingredientes secos en un bol y mezclar de manera uniforme.

3. Entibiar el agua y añadirla al bol de los ingredientes secos, alternando con el aceite y revolviendo constantemente hasta lograr una mezcla uniforme y lisa.

4. Dejar enfriar la masa. Dividir la masa en porciones y hacer esferas de aproximadamente 3 cm de diámetro y de 25 gramos de peso.

5. Colocar las esferas en una bandeja con papel encerado para hornear, a 2 cm de distancia.

6. Con el dedo gordo de la mano hundir el centro de cada esfera, sin traspasar al otro extremo, logrando un hueco.

7. Hornear hasta dorar, aproximadamente 10 minutos, retirar y dejar reposar durante 1 hora antes de rellenar los huecos de las galletas con la crema a base de proteína Yes You Can!®.

Crema a base de proteína Yes You Can!®:

1. Colocar en un bol la proteína de sabor vainilla Yes You Can!® con ½ taza de leche de almendras.

2. Batir hasta lograr una mezcla homogénea. Colocar en una manga pastelera con pico liso y reservar.

3. Repetir la misma operación con las dos proteínas restantes, las cuales se mezclan con solo ½ taza de leche de almendra.

4. Al enfriarse las galletas colocar la crema en el centro de cada galleta, variando los sabores

Rendimiento: 15 galletas de 25 g cada una.

INFORMACIÓN NUTRICIONAL

	En base a 100 g	Porción sugerida*
Calorías	262	130
Proteínas	22	11
Grasas	15,2	7,6
Carbohidratos	9,2	4,6
Fibra	2,4	1,2
Colesterol (mg)		
Sodio (mg)	124	62

*2 galletas de 25 g c/u

VENEZUELA

Los suspiros y el salchichón de chocolate no solo son postres típicos de Venezuela, sino también recetas ideales para agasajar a tus invitados. Recuerda que si estás siguiendo el estilo de vida saludable de Yes You Can!®, sólo te puedes comer la porción recomendada a media mañana o media tarde, más no a la noche. Son el *snack* ideal para cuando se te antoja merendar algo dulce.

SUSPIROS YES YOU CAN!®

Los suspiros Yes You Can!® son libres de azúcar, por lo que son recomendables para diabéticos y personas que quieran bajar de peso. ¡Son las meriendas dulces más ligeras y bajas en calorías de este recetario! A pesar de que toda la mezcla rinde para 40 suspiros pequeños con un total de 96 calorías, se recomienda consumir un promedio de 10 suspiros como merienda dulce, los cuales aportan solo 24 calorías (2,4 calorías por unidad). Esta merienda puede servir además como postre ideal si deseas comer "algo dulce" luego de una comida principal, pues resulta perfecto sin tanta culpa. Es ideal también para compartir en algún evento o reunión social, o para armar un postre con helado de proteína y chocolate sin azúcar.

INGREDIENTES

4 claras de huevo (120 g)

2 tazas de endulzante a base de sucralosa (400 g)

¼ cucharadita de crémor tártaro (2 g)

½ taza de proteína de sabor vainilla Yes You Can!® (12 g)

1 cucharada de ralladura de limón (5 g)

PREPARACIÓN

1. Precalentar el horno a 300°F (150°C)
2. Batir las claras de huevo a alta velocidad hasta lograr el punto de nieve.
3. Al estar bien montadas las claras, gradualmente ir añadiendo la sucralosa y el crémor tártaro, y comenzar a añadir la proteína de sabor vainilla Yes You Can!®, alternando con la ralladura de limón y el crémor tártaro.

4. Cuando todos los ingredientes estén bien integrados, detener la batidora. Colocar la mezcla en una manga pastelera con pico liso o de estrella.
5. En una bandeja para hornear, con papel encerado en su base, colocar pequeñas porciones de 1 cucharada por porción, dándole a cada una forma de suspiros con la manga pastelera.

Rendimiento: 40 suspiros de 1 cucharada cada uno (260 g).

INFORMACIÓN NUTRICIONAL

	En base a 100 g	Porción sugerida*
Calorías	44,3	24
Proteínas	7,7	5
Grasas		
Carbohidratos	1,5	1
Fibra		
Colesterol (mg)	0,9	0,6
Sodio (mg)	130,3	84,7

*10 suspiros de 6,5 g c/u

SALCHICHÓN DE CHOCOLATE Y CAFÉ

Esta receta de chocolate elaborada con proteína es muy saludable y fácil de preparar. Ofrece apenas 127 calorías por porción lo cual es perfecto para una merienda dulce a media tarde. Es apta para diabéticos porque no contiene azúcar. La cantidad de grasa que aporta es a partir de ácidos grasos mono y poliinsaturados (grasa saludable) los cuales son beneficiosos para el cuidado del corazón y son fuente de energía inmediata, resultando una merienda ideal para las tardes cuando llegan las ansias de chocolate. Así que si eres adicto al chocolate y quieres bajar de peso, ¡debes probar esta receta!

INGREDIENTES

1 taza de almendras enteras sin piel (120 g)

1 taza de nueces (70 g)

1 sobre de proteína de sabor cappuccino Yes You Can!® (24 g)

1 sobre de proteína de sabor choco-brownie Yes You Can!® (24 g)

1 taza de leche de almendras sin azúcar (240 ml)

4 cucharadas de cacao en polvo (30 g)

½ cucharadita endulzante a base de estevia (2,5 g)

1 tableta de chocolate sin azúcar endulzado con estevia (85 g)

5 cucharadas de almendras trituradas finamente (75 g)

PREPARACIÓN

1. Tostar las almendras en el horno durante 5 minutos a 350°F (180°C).
2. Triturar manualmente las almendras y las nueces en trozos grandes. Reservar.
3. Licuar las proteínas Yes You Can!® (sabor cappuccino y choco-brownie) con la leche de almendras.
4. En una olla a baja temperatura, entibiar el batido de proteína, para luego agregar el cacao, el endulzante y el chocolate sin azúcar.
5. Remover constantemente con una espátula, hasta que se disuelva el cacao por completo. Retirar del fuego, dejar enfriar 20 minutos.
6. Mezclar muy bien y refrigerar durante 2 horas para que espese la mezcla.
7. Cuando la mezcla esté más firme, cubrirla con las almendras trituradas y colocarla en una lámina de papel film y enrollarla formando un cilindro. Ir doblando los bordes del papel film hacia dentro del cilindro para asegurar que queden bien sellado y no se derrame la mezcla por los extremos.

8. Congelar 24 horas antes de comer. Al momento de servir, cortar en rebanadas y servir bien frío, como un helado.

Rendimiento: 8 porciones de 37 g cada una.

INFORMACIÓN NUTRICIONAL

	En base a 100 g	Porción sugerida*
Calorías	171	127
Proteínas	8,7	6,5
Grasas	11,6	8,6
Carbohidratos	8,1	6
Fibra	1,9	1,4
Colesterol (mg)		
Sodio (mg)	133,7	99

2 ruedas de 37 g c/u

BIENMESABE

Este bizcocho húmedo elaborado con harina de almendras, sin azúcar añadida ni lácteos, al igual que el resto de nuestros *snacks* dulces saludables es un clásico de la cocina y no podíamos dejar de incluirlo en nuestro libro de recetas. Esta versión de "bienmesabe" te encantará, puesto que conserva todos los sabores tradicionales del plato, pero con un valor nutricional agregado. Hemos utilizado leche de almendras, esencia de coco, chía y proteína, entre otros ingredientes igual de saludables dentro de su composición, con la finalidad de ofrecer un *snack* dulce balanceado y nutricionalmente adaptado a cuidar tu figura. La porción sugerida ofrece solo 126 calorías con un aporte adecuado de proteínas y grasas de excelente calidad. Su sabor es indescriptible, ¡por eso te podemos decir que no puedes dejar de probarlo!

INGREDIENTES
Para el bizcocho:
3 huevos (150 g)

⅓ taza de endulzante a base de estevia (70 g)

2 tazas de harina de almendras (210 g)

¼ cucharadita de esencia de coco (1,25 ml)

1 cucharadita de polvo de hornear (5 g)

1 cucharada de semillas de chía (12 g)

2 tazas de leche de almendras para remojar el bizcocho listo (480 ml)

Para la crema de proteína:
2 tazas de leche de almendras sin azúcar (480 ml)

1½ sobre de proteína de sabor vainilla Yes You Can!® (36 g)

¼ cucharadita de esencia de coco (1,25 g)

Para el merengue:
4 claras de huevo (120 g)

½ taza de proteína de sabor vainilla Yes You Can!® (12 g)

1 cucharada de ralladura de limón (5 g)

2 tazas de sucralosa (400 g)

¼ cucharadita de crémor tártaro (2 g)

PREPARACIÓN
Bizcocho:
1. Precalentar el horno a 350°F (180°C).
2. Separar las yemas de las claras de los huevos. Batir las yemas con el endulzante hasta lograr una mezcla cremosa.

3. Incorporar la harina de almendras, la esencia de coco, el polvo de hornear y la chía. Batir y reservar.
4. Batir las claras de huevo a punto de nieve. Agregar a la mezcla anterior y mezclar.
5. Verter la masa sobre un molde cuadrado de 20 cm, engrasado previamente.
6. Hornear durante aproximadamente 40 minutos. Para verificar si el bizcocho está listo, insertar una brocheta de madera o un cuchillo bien afilado en el medio del bizcocho. Si sale seco, sin mancha alguna, el bizcocho está listo.
7. Retirar del horno, dejar reposar hasta que enfríe, 1 hora mínimo, y desmoldar.
8. Cortar a la mitad transversalmente, separando la torta en 2 partes iguales para más tarde rellenar con la crema de proteína.
9. En un envase remojar las dos mitades del bizcocho con leche de almendras durante 10 segundos y manipular con mucho cuidado ya que las mitades quedan muy frágiles al ser remojadas. Una vez húmedas ambas mitades, untar la crema de proteína en la mitad inferior, colocar la mitad superior sobre la crema de proteína recuperando la forma original del bizcocho.
10. Decorar con el merengue.

Crema de proteína:
1. En un bol, colocar todos los ingredientes y batir lo suficiente para incorporarlos hasta conseguir una mezcla homogénea.

Merengue:
1. Batir las claras de huevo a alta velocidad.
2. Una vez que las claras estén a punto de nieve, comenzar a añadir la proteína de sabor vainilla Yes You Can!®, alternando con la ralladura de limón. Gradualmente ir añadiendo la sucralosa y el crémor tártaro.
3. Cuando todos los ingredientes estén integrados, detener la batidora. Colocar la mezcla en una manga pastelera con pico liso o de estrella.
4. Decorar el bienmesabe al gusto.

Rendimiento: 10 porciones de 120 g de bizcocho +
5 cucharadas de merengue (105 g).

INFORMACIÓN NUTRICIONAL

	En base a 100 g	Porción sugerida*
Calorías	61	126
Proteínas	4,3	9
Grasas	4	8,2
Carbohidratos	2	4
Fibra	0,5	1,2
Colesterol (mg)	80,9	166
Sodio (mg)	46,3	95

*1 porción de 120 g + 105 g de merengue

ESPAÑA

¿Quién no ha saboreado un mazapán o un rico churro en algún momento de su vida? Son tan deliciosos que casi se sienten como un pecado si estás a dieta. Pero con nuestras versiones saludables, ahora podrás disfrutar de estos postrecitos españoles, tan conocidos en nuestros países, ¡sin culpa!

MAZAPÁN

Estas masas dulces típicas de España son elaboradas sin harina, sin lácteos y sin azúcar añadida, creando una merienda muy saludable, deliciosa y bajísima en calorías (90 calorías por 10 mazapanes). Su sabor es indescriptible. Es una merienda ideal para celíacos, veganos y para quienes deseen bajar de peso. Su contenido de grasa principalmente está representado por grasas saludables (ácidos grasos insaturados derivados de las almendras), que ofrecen beneficios para prevenir enfermedades cardiovasculares. Además, es una merienda con alto contenido de proteínas (equivalente a 4 claras de huevo), lo que favorece el control del apetito y el manejo de la ansiedad. ¡No dejes de probar esta receta!

INGREDIENTES

2 tazas de harina de almendras (200 g)

1 taza de endulzante a base de estevia (110 g)

1 sobre de proteína de sabor vainilla Yes You Can!® (24 g)

½ cucharada de ralladura de naranja (6 g)

¼ taza de jugo de naranja (60 ml)

2 claras de huevo (55 g)

2 yemas de huevo o 2 claras para acabado final (50 g)

PREPARACIÓN

1. En un bol colocar la harina de almendras, el endulzante, la proteína de sabor vainilla Yes You Can!® y la ralladura de naranja. Mezclar con una batidora.

2. Incorporar el jugo de naranja mientras la batidora esta en movimiento. Continuar con las claras de huevo poco a poco.

3. Una vez que se obtenga una masa homogénea, retirar del bol y trabajar la masa sobre el mesón. Si la masa se siente muy mojada, espolvorear con un poquito más

de harina de almendras. La masa estará lista cuando ya no se pegue a las manos ni al mesón.

4. Refrigerar unos 10–12 minutos.
5. Colocar nuevamente sobre el mesón de trabajo y cortar en 2 partes. Estirar cada parte con un rodillo hasta llegar a un grosor de 0,5 cm.
6. Con cortadores de galletas de figuras, dar formas decorativas a la masa estirada.
7. Batir 2 yemas o, si no quieres usar yemas, 2 claras de huevo.
8. Glasear cada galleta y hornear en *broil* durante 2–3 minutos o hasta que dore un poco la superficie de cada galleta.

Rendimiento: 20 unidades de 32 g cada una.

INFORMACIÓN NUTRICIONAL

	En base a 100 g	Porción sugerida*
Calorías	28	90
Proteínas	4,2	13,7
Grasas	0,6	1,8
Carbohidratos	1,4	4,5
Fibra		
Colesterol (mg)		
Sodio (mg)	39	122,5

*10 masitas de mazapán de 32 g c/u

CHURROS YES YOU CAN!®

Estos deliciosos churros no contienen azúcar ni harina, y consideramos que son una opción muy saludable y ligera (113 calorías por churro con chocolate) como merienda dulce. Al no tener gluten ni azúcar se consideran aptos para celíacos y diabéticos. A la vez, aportan una buena carga de proteína y su principal fuente de energía son las grasas buenas o saludables (monoinsaturadas y poliinsaturadas). Su ingrediente principal es la proteína de sabor vainilla Yes You Can!®, lo que hace que resulte una merienda ideal para controlar la ansiedad, acelerar el metabolismo, bajar de peso ¡y ser feliz!

INGREDIENTES

Para los churros:

⅔ taza de proteína de sabor vainilla Yes You Can!® (72 g)

1 taza de harina de almendras (125 g)

¼ cucharadita de sal baja en sodio (1,25 g)

½ cucharada de endulzante a base de estevia (7,5 g)

⅔ taza de agua tibia (150 ml)

1 cucharada de aceite vegetal (15 ml)

Para el glaseado:

2 cucharadas de endulzante a base de estevia (30 g)

1 cucharada de canela en polvo (15 g)

Para la crema de cacao y avellanas:

2 tazas de avellanas, preferiblemente sin cáscara (250 g)

3 cucharadas de endulzante a base de estevia (40 g)

3 cucharadas de cacao en polvo (20 g)

PREPARACIÓN

Churros glaseados:

1. Precalentar el horno a 350°F (180°C).
2. Colocar los ingredientes secos en un bol y mezclar de manera uniforme.
3. Añadir el agua al bol con los ingredientes secos, alternando con el aceite. Mover constantemente hasta lograr una mezcla uniforme y lisa.
4. Antes de que enfríe, colocar la masa en una manga pastelera con una boquilla rizada o de estrella. No se debe dejar enfriar la masa porque se endurece y dificulta la manipulación.

5. En una bandeja refractaria para hornear con papel encerado en la base, ir colocando los churros, dándoles la forma deseada.
6. Hornear hasta dorar, aproximadamente 12–15 minutos. Retirar del horno y dejar reposar.
7. Espolvorear el endulzante y la canela antes de servir.

Crema de cacao y avellanas:
1. Si no tienes avellanas sin cáscara, tostar las avellanas con cáscara en el horno a 350°F (180°C) durante 15 minutos o hasta que estén doradas pero no quemadas.
2. Retirar del horno y dejar enfriar. Retirar las cáscaras frotándolas con las manos.
3. Verter las avellanas en un procesador o licuadora y procesar durante 15–25 minutos utilizando de vez en cuando una espátula para separar las avellanas de las paredes. A medida que se procesan las avellanas, agregar el endulzante y el cacao en polvo.
4. Licuar todo junto hasta obtener una pasta cremosa, sedosa y homogénea.
5. Vaciar en un envase hermético y conservar a temperatura ambiente.
6. Colocar la crema de cacao y avellanas en un bol pequeño para acompañar los churros.

Rendimiento: 12 porciones de 30 g cada una.

INFORMACIÓN NUTRICIONAL

	En base a 100 g	Porción sugerida*
Calorías	297	113
Proteínas	16	6,1
Grasas	21,5	8,2
Carbohidratos	10	3,8
Fibra	4,7	1,8
Colesterol (mg)		
Sodio (mg)	187	68

1 churro (30 g) + 1 cucharadita de crema de cacao (7,5 g)

ESTADOS UNIDOS

Estados Unidos tiene un sinfín de meriendas dulces tentadoras, con los *brownies* como una de las clásicas y principales de la lista. ¿Puedes creer que con la siguiente receta, es posible estar a dieta y comer un *brownie* a media mañana o media tarde como tu *snack* dulce del día? Pues sí, créelo y pruébalo. Es un ejemplo más de cómo, con los ingredientes adecuados para bajar de peso y lograr tu meta, una dieta no tiene que ser aburrida e insípida. ¡Con Yes You Can!® es todo lo contrario!

BROWNIES MARMOLEADOS

Apostamos por un clásico: el *brownie*. Con el sabor y la textura que tanto amas, pero con una importante reducción de calorías en cada ración (148 calorías por porción). Este *brownie* se prepara sin harinas ni azúcar (ideal para celíacos y diabéticos), lo que te permitirá darte un gustico durante el día, sin tanta culpa y cuidando tu peso. Esta versión marmoleada es deliciosa y muy apetitosa a la vista. Pero si gustas podrías prepararlos sólo de chocolate. Lo importante es que contienen proteína Yes You Can!® y frutos secos, lo que garantiza un buen aporte de aminoácidos y grasas saludables que protegen tu corazón de las enfermedades y contribuyen a bajar el colesterol y los triglicéridos del cuerpo.

INGREDIENTES

Para la mezcla de vainilla:

3 huevos (150 g)

¼ taza de mantequilla de almendras (60 g)

½ taza de endulzante a base de estevia (84 g)

1 cucharada de polvo de hornear (15 g)

1 sobre de proteína de sabor vainilla Yes You Can!® (24 g)

¼ taza + 2 cucharadas de harina de almendras (43 g)

Para la mezcla de chocolate:

3 huevos (150 g)

1 taza de chocolate oscuro (70% cacao o más) (120 g)

¼ taza de mantequilla de almendras (60 g)

½ taza de endulzante a base de estevia (84 g)

1 cucharada de polvo de hornear (15 g)

1 sobre de proteína de sabor choco-brownie
  Yes You Can!® (24 g)

¼ taza + 2 cucharadas de harina de almendras
  (43 g)

1 cucharada de aceite

PREPARACIÓN
Mezcla de vainilla:
1. Precalentar el horno a 320°F (160°C).
2. Separar las yemas de huevo de las claras, batir las claras a punto de nieve y reservar en la nevera.
3. Fundir la mantequilla de almendras a baño María. Dejar a un lado.
4. En un recipiente aparte, batir las yemas junto al endulzante hasta conseguir una mezcla espesa.
5. Ir añadiendo poco a poco, a medida que se sigue batiendo, la mantequilla de almendras fundida, el polvo de hornear y la proteína de sabor vainilla Yes You Can!®.
6. Seguidamente agregar las claras batidas y, manualmente, en forma envolvente incorporarlas a la mezcla de vainilla hasta tener una textura de *mousse*.
7. Por último, agregar la harina de almendras mezclando a mano. Reservar.

Mezcla de chocolate:
1. Separar las yemas de huevo de las claras, batir las claras a punto de nieve y reservar en la nevera.
2. Fundir el chocolate a baño María con la mantequilla de almendras. Dejar a un lado.
3. En un recipiente aparte, batir las yemas junto a el endulzante hasta conseguir una mezcla espesa.
4. Ir añadiendo poco a poco, a medida que se sigue batiendo, la mantequilla de almendras fundida, el polvo de hornear y la proteína de sabor choco-brownie Yes You Can!®.
5. Seguidamente agregar las claras batidas y, manualmente, en forma envolvente incorporarlas a la mezcla de vainilla hasta tener una textura de *mousse*.
6. Por último, agregar la harina de almendras mezclando a mano. Reservar.

Ensamblaje:
1. Aceitar un molde cuadrado, preferiblemente de 25 cm.
2. Vaciar ambas mezclas en el molde, alternándolas para lograr el efecto marmoleado.

3. Hornear durante aproximadamente 30 minutos; debe quedar cremoso en el centro, si no perderá la humedad y quedara como un bizcocho seco.

4. Dejar reposar y que enfrié antes de servir.

Rendimiento: 12 porciones de 90 g cada una.

INFORMACIÓN NUTRICIONAL

	En base a 100 g	Porción sugerida*
Calorías	163	148
Proteínas	6,8	6,2
Grasas	12,8	11,6
Carbohidratos	5,2	4,7
Fibra	3,3	3
Colesterol (mg)	308	278
Sodio (mg)	78,8	71

*1 brownie *de 90 g*

BRASIL

Cuando pienso en los dulces tradicionales de Brasil, lo primero que se me viene a la mente son los *brigadeiros*… mmm, ¡qué rico! No por nada se consideran un ícono nacional. ¡Son divinos! ¿Y lo mejor de todo? Ahora puedes dejarte seducir por este *snack* a media mañana o media tarde y disfrutar de la felicidad que produce este gusto particular en tu paladar, ¡sin salirte de tu dieta saludable!

BRIGADEIROS

Las trufas (*brigadeiros*) jamás deben pasarse por alto cuando de *snacks* dulces se habla. Son muy prácticas y fáciles de hacer, y pueden prepararse con varios días de antelación y guardarse en la nevera. Estas trufas con proteína Yes You Can!® son ideales para diabéticos y personas que quieran bajar de peso, porque no tienen azúcar y aportan pocas calorías (135 calorías por cada 4 trufas). Además tienen un alto contenido de proteínas, lo que te mantendrá satisfecho y sin ansiedad. Esta merienda te hará cambiar tu perspectiva sobre una alimentación saludable, conociendo su lado divertido y delicioso. Además, quitará tu antojo de chocolate por las tardes y te ayudarán a recuperarte después de una buena jornada de ejercicio.

INGREDIENTES

1 sobre proteína de sabor cappuccino o choco-brownie Yes You Can!® (24 g)

⅓ taza leche de almendras (80 ml)

4 cucharadas de cacao en polvo (30 g)

1 cucharadita de endulzante a base de estevia (5 g)

½ taza de almendras enteras sin piel, tostadas y trituradas (70 g)

1 cucharada de harina de almendras (15 g)

Para decorar:

4 cucharadas de cacao en polvo (60 g)

½ taza de almendras fileteadas, tostadas y trituradas (70 g)

PREPARACIÓN

1. Licuar la proteína Yes You Can!®, ya sea de sabor cappuccino o choco-brownie, con la leche de almendras.
2. En una olla, entibiar el batido de proteína Yes You Can!® y agregar el cacao y el endulzante.
3. Remover constantemente hasta que el cacao se disuelva por completo. Retirar del fuego, dejar enfriar durante 20 minutos y añadir las almendras trituradas y la harina de almendras. Mezclar muy bien y refrigerar en la nevera durante un mínimo de 3 horas, lo cual ayudará a que espese la mezcla.
4. Cuando esté firme la mezcla, formar esferas de 22 g (1 cucharada rasa, aproximadamente).
5. Colocarlas en una bandeja sobre papel encerado y refrigerar de nuevo durante 1 hora antes de decorar.
6. Decorar espolvoreando el cacao con la ayuda de un colador y pasando las esferas por las almendras trituradas puestas en un plato.

Rendimiento: 19 porciones de 22 g cada una.

INFORMACIÓN NUTRICIONAL

	En base a 100 g	Porción sugerida*
Calorías	152	135
Proteínas	7,9	7
Grasas	10,4	9,2
Carbohidratos	6,8	6
Fibra	4,5	4
Colesterol (mg)		
Sodio (mg)	51,1	45

*4 brigadeiros *de 22 g c/u*

INTERNACIONAL

Para mantener la variedad en tus *snacks* dulces, no pueden faltar versiones saludables de nuestras recetas internacionales favoritas, como el siguiente *smoothie*, las galletas, el bizcocho, la *mousse* de chocolate y muchas más. Son opciones riquísimas para saciar el antojo de algo dulce y seguir adelante con tu meta para bajar de peso o mantener un peso saludable.

SMOOTHIE FRAPUCCINO

Este smoothie hecho con proteína de sabor cappuccino Yes You Can!® te da la impresión de que estás tomando un delicioso, refrescante y sustancioso batido de café y cacao, pero sin azúcar, bajo en grasas y con menos de 80 calorías por vaso. En sus ingredientes, además del cacao que es el antidepresivo natural más rico que existe, se incluye el café, que favorece la concentración, el incremento de los niveles de energía, mejora la resistencia física, lo cual ayuda a liberar ácidos grasos para que sea más fácil quemarlos como fuente de energía. Es por esto que este *smoothie* representa una merienda ideal antes del ejercicio para mejorar el rendimiento y lograr mayor gasto calórico pues incrementa la quema de calorías, lo que te llevará a bajar de peso en forma efectiva.

INGREDIENTES

1 taza de hielo picado

1 sobre de proteína de sabor cappuccino Yes You Can!® (23,5 g)

½ taza de leche de almendras sin azúcar (124 ml)

1 cucharada de café instantáneo (12 g)

1 cucharada de cacao en polvo (12 g) + ¼ cucharada (3g) para decorar

1 cucharadita de endulzante a base de estevia (4 g)

PREPARACIÓN

1. Colocar en la licuadora el hielo picado, la proteína de sabor cappuccino Yes You Can!®, la leche de almendras, el café instantáneo, 1 cucharada del cacao en polvo y el endulzante.

2. Procesar hasta obtener una consistencia cremosa y homogénea. Rectificar el sabor y añadir más estevia si se considera necesario.

3. Servir inmediatamente, y espolvorear el cacao restante sobre la preparación para decorar.

Rendimiento: 2 vasos de 8 onzas cada uno.

INFORMACIÓN NUTRICIONAL

	En base a 100 g	Porción sugerida*
Calorías	32	77
Proteínas	3,7	9
Grasas	0,7	1,8
Carbohidratos	2,6	6,3
Fibra	1,6	3,9
Colesterol (mg)		
Sodio (mg)	51,1	122,7

1 vaso de 8 oz

GALLETAS CHOCO-*CHIP*

Las galletas de chispas de chocolate son de las preferidas por todos, grandes y chicos. Nuestra versión contiene muchas menos calorías que las que se encuentran en general en estas galletas, y es muy saludable además pues fue diseñada para las personas amantes del chocolate que desean bajar de peso, pero sin sacrificar su paladar. Estas galletas se preparan sin harina, sin azúcar y con proteína de sabor choco-brownie Yes You Can!®, lo que les suma un plus de proteína y nutrición a las galletas. Son ideales para diabéticos y celíacos. Con apenas 145 calorías, podrás disfrutar de tres galletas deliciosas, bajas en carbohidratos y cuyo aporte de grasa es insaturada saludable, dado que son elaboradas con mantequilla natural de frutos secos. ¿Que tal unas galletas choco-*chip* con un té verde en tu próxima merienda?

INGREDIENTES

½ taza de mantequilla de maní o almendras (100 g)

¼ taza de endulzante a base de estevia (48 g)

1 huevo entero (53 g)

1 cucharadita de esencia de vainilla (5 ml)

1 sobre de proteína de sabor choco-brownie Yes You Can!® (24 g)

½ cucharadita de sal baja en sodio (2,5 g)

2 cucharadas de chispas de chocolate oscuro sin azúcar (32 g)

PREPARACIÓN

1. Con la ayuda de una batidora manual, batir la mantequilla de maní o almendras y el endulzante de estevia durante 5 minutos.
2. Luego agregar el huevo y la vainilla, batir 2 minutos más y agregar el sobre de proteína y la sal.
3. Por último, incorporar las chispas de chocolate y mezclar bien.
4. Con las manos tomar una porción, formar una esfera, y aplastar un poco para darle la forma de la galleta, hasta lograr un diámetro de 3 cm, aproximadamente.
5. Colocar en una bandeja para hornear previamente engrasada y hornear a 350°F (180°C) durante 15 minutos. ¡Buen provecho!

Rendimiento: 17 galletas de 22 g cada una.

INFORMACIÓN NUTRICIONAL

	En base a 100 g	Porción sugerida*
Calorías	218	145
Proteínas	13,9	9,2
Grasas	14,8	9,8
Carbohidratos	7,4	4,9
Fibra	3,3	2,2
Colesterol (mg)	149	98
Sodio (mg)	86	57

*3 galletas de 22 g c/u (66 g)

BARRAS PROTEICAS DE CHOCOLATE CASERAS

Las barras de proteína son ideales cuando deseas darte un gusto rico y saludable a media tarde en el trabajo o en la oficina. Además, si son hechas en casa ¡mejor! Las opciones comerciales suelen ser muy altas en sodio (más de 200 mg), mientras que esta receta de "barras proteicas de chocolate caseras" aporta menos de 50 mg de sodio por porción. Esta receta no contiene azúcar y es alta en fibra. Su aporte de grasas es a partir de ácidos grasos saludables de excelente calidad, que influyen en el control del colesterol, la buena circulación sanguínea y la salud cardiovascular. Mantén siempre a la mano tus barras. ¡serán tu mejor aliado cuando no tengas suficiente tiempo para preparar tu merienda!

INGREDIENTES

2 sobres de proteína de sabor choco-brownie Yes You Can!® (47 g)

2 cucharadas de harina de almendras (28 g)

2 cucharadas de endulzante a base de estevia (28 g)

½ taza de almendras enteras, troceadas (59 g)

½ taza de mantequilla de maní (128 g)

2 cucharadas de leche de almendras sin azúcar (30 ml)

Para decorar:

¼ taza de almendras fileteadas (25 g)

PREPARACIÓN

1. En un bol grande colocar: la proteína de sabor choco-brownie Yes You Can!®, la harina de almendras, el endulzante y las almendras enteras troceadas. Mezclar.
2. Formar un hoyo en el medio de la mezcla anterior y colocar: la mantequilla de maní y la leche de almendras. Incorporar estos ingredientes húmedos a la mezcla anterior y amasar hasta conseguir una masa homogénea.
3. Engrasar un bandeja refractaria cuadrada de 25 cm, agregar la mezcla, asegurarse de que quede bien extendida, compacta y uniforme, tapar con papel film y refrigerar.
4. Al momento de servir, desmoldar la pieza, cortar en 9 unidades y decorar con las almendras fileteadas bien trituradas.

Rendimiento: 9 unidades de 42 g cada una.

INFORMACIÓN NUTRICIONAL

	En base a 100 g	Porción sugerida*
Calorías	347	146,3
Proteínas	28	11,8
Grasas	19,7	8,3
Carbohidratos	14,5	6,1
Fibra	7,3	3,1
Colesterol (mg)		
Sodio (mg)	115	48,3

*1 barra de 42 g

BIZCOCHO DE LIMÓN

Este bizcocho de limón es elaborado con proteína de sabor vainilla Yes You Can!®, sin azúcar añadida, sin lácteos, sin harina y con un bajo aporte de carbohidratos, lo que lo convierte en una merienda ideal. Una porción de 80 g apenas aporta 135 calorías. Su sabor es increíble y perfecto para acompañar una tarde de café o té con amigos o familiares. Es apto para celíacos, diabéticos y para cualquier persona que quiera bajar de peso en forma saludable, pero sin sacrificar sus antojos dulces. Y los beneficios del limón son innumerables, pero se considera el antioxidante por excelencia por su gran aporte de vitamina C que fortalece y refuerza el sistema inmunológico.

INGREDIENTES

Para el bizcocho:

3 huevos separados en claras y yemas (150 g)

2 tazas de harina de almendras (210 g)

1 cucharadita de polvo de hornear (5 g)

⅓ taza de endulzante a base de estevia (70 g)

½ cucharadita de esencia de vainilla (2,5 ml)

Jugo de 3 limones (30 ml)

Ralladura de 1 limón (3,5 g)

Para el glaseado:

½ taza de leche de almendras sin azúcar (120 ml)

2 sobres de proteína de sabor vainilla Yes You Can!® (48 g)

Ralladura de ½ limón (2 g)

PREPARACIÓN

Bizcocho:

1. Batir las claras a punto de nieve durante 5 minutos. Reservar en la nevera.
2. Mezclar los ingredientes secos y batir con las yemas, la vainilla y el jugo y la ralladura de limón.
3. Unir las claras a esta mezcla con la ayuda de una espátula, haciendo movimientos envolventes hasta que quede homogéneo.
4. Verter en un molde rectangular de 20 × 8 cm previamente engrasado.
5. Hornear a 350°F (180°C) durante 30 minutos, hasta que se dore y haya crecido ⅓ de su volumen inicial. Dejar enfriar 2 horas antes de ensamblar.

Glaseado:

1. Mezclar manualmente con la ayuda de un batidor tipo globo la leche de almendras y la proteína.
2. Agregar ralladura de limón reservando un poco para decorar.

Ensamblaje:

1. Con la ayuda de una espátula, decorar el bizcocho completo con el glaseado.
2. Espolvorear la ralladura de limón en la parte superior del bizcocho y servir.

Rendimiento: 6 porciones de 80 g.

INFORMACIÓN NUTRICIONAL

	En base a 100 g	Porción sugerida*
Calorías	170	135
Proteínas	12,5	10
Grasas	11	8,8
Carbohidratos	5	4
Fibra	1,8	1,5
Colesterol (mg)	347	278
Sodio (mg)	132,5	106

*1 trozo pequeño de 80 g

CRÈME BRÛLÉE

La *crème brûlée* o "crema quemada" es una de las más exquisitas y populares especialidades de la repostería europea. Quisimos incluir una versión sin lácteos, sin azúcar, más ligera (apenas 146 calorías) y con mayor aporte de proteína, demostrando que sí existen postres tradicionales que no pierden su encanto si se preparan con productos saludables que brinden beneficios al organismo. Las yemas de huevo ofrecen grandes propiedades nutricionales. Son una fuente rica de vitaminas (A, E, D, B12 y B6) y minerales como el hierro, el fosforo y el magnesio. Contienen también colina, una sustancia que ayuda a mejorar la memoria. Y aunque la yema tiene un importante aporte de grasas, apenas una pequeña porción corresponde a grasas saturadas, por lo que no afecta el colesterol. Gracias a que contiene lecitina, permite que el colesterol no sea absorbido del todo por el organismo. Así que, ¡no le temas a esta merienda y disfruta de su sabor!

INGREDIENTES

1¾ taza de leche de almendras sin azúcar (418 ml)

2 sobres de proteína de sabor vainilla Yes You Can!® (48 g)

6 yemas de huevo (180 g)

4½ cucharadas de endulzante a base de estevia (65 g), para la crema

½ cucharada de canela en polvo (7 g)

PREPARACIÓN

1. Precalentar el horno a 350°F (180°C).
2. Licuar la leche de almendras con la proteína de sabor vainilla Yes You Can!®. Dejar a un lado.
3. Batir las yemas de huevo con 1½ cucharada de endulzante hasta conseguir una crema espesa.
4. Calentar ligeramente la leche y proteína licuada, unirla con las yemas batidas, batir vigorosamente inmediatamente que se fundan, para evitar que se coagulen las yemas.
5. Verter la mezcla en 6 recipientes de cerámica para hornear.
6. Para hornear al baño María, disponer los recipientes en una bandeja profunda para hornear y colocar agua caliente en la bandeja que cubra la mitad de la altura de los mismos.
7. Hornear durante 30 minutos o hasta que cuajen las cremas, verificando que la crema tiemble en el centro del recipiente al moverlo.

8. Una vez que estén firmes las cremas, retirar de la bandeja, dejar enfriar durante 2 horas y refrigerar en la nevera durante 12 horas o más, antes de consumirlas.

9. Media hora antes de servir, preparar el caramelo calentando las 3 cucharadas del endulzante restante en una olla pequeña a fuego medio. Al fundirse por completo el endulzante, añadir la canela en polvo y rápidamente verter el caramelo sobre la superficie de cada crema. Esperar a que enfríe el caramelo para servir.

Rendimiento: 6 recipientes de ⅓ taza cada uno (80 ml).

INFORMACIÓN NUTRICIONAL

	En base a 100 g	Porción sugerida*
Calorías	195	146
Proteínas	13,7	10,3
Grasas	14,4	10,8
Carbohidratos	2,6	2
Fibra		
Colesterol (mg)	2.120	1.590
Sodio (mg)	116	87

*⅓ taza (80 ml)

MOUSSE DE CHOCOLATE

Un postre con chocolate rico, suave, cremoso, sin azúcar, alto en proteínas y bajo en calorías ¡es perfectamente posible! Este "*mousse* de chocolate" no contiene azúcar, lo que lo hace ideal para diabéticos y una buena opción para tus meriendas dulces si quieres bajar de peso. El cacao es un alimento rico en minerales, vitaminas y fibra, que aporta numerosos beneficios para la salud. Esta merienda es elaborada con la deliciosa proteína de sabor choco-brownie Yes You Can!® que controlará tu ansiedad, activará tu metabolismo y te mantendrá saciado y feliz, ayudándote a bajar de peso en forma saludable.

INGREDIENTES

2 yemas (40 g) y 4 claras de huevos (120 g)

2 cucharadas de endulzante a base de estevia (26 g)

1½ cucharada de mantequilla clarificada (17 g)

½ tableta de chocolate oscuro sin azúcar (50 g)

½ taza de leche de almendras sin azúcar (100 ml)

1 sobre de proteína de sabor choco-brownie Yes You Can!® (23,5 g)

PREPARACIÓN

1. Batir vigorosamente las 2 yemas y el endulzante, puede ser con una batidora eléctrica o a mano con batidor, y reservar.

2. Para preparar la mantequilla clarificada, colocar la mantequilla en una taza pequeña, fundirla en el microondas, dejar que repose para que se separen los lácteos de la grasa (los lácteos son los residuos blancos que se van al fondo) y, con la ayuda de una cucharita, separar la grasa obtenida y reservar.

3. En una olla calentar 2 tazas de agua. Sobre la boca de la olla colocar un bol de acero con el chocolate troceado para poder fundir el chocolate a baño María. Una vez que esté líquido, incorporar la mantequilla clarificada, mezclar e inmediatamente continuar añadiendo las yemas batidas y mezclar otra vez.

4. Entibiar la leche de almendras y diluir la proteína Yes You Can!® en ella. Seguir moviendo hasta lograr una mezcla uniforme.

5. Juntar la mezcla de leche de almendras y proteína con la mezcla de chocolate. Seguir revolviendo hasta conseguir una mezcla homogénea.

6. En un recipiente aparte, batir las claras de huevo a punto de nieve e incorporarlas a la mezcla anterior en movimientos envolventes con la ayuda de una espátula.

7. Vaciar la mezcla equitativamente en 5 recipientes, vasos pequeños o copas individuales, y refrigerar durante 12 horas como mínimo, luego servir.

Rendimiento: 5 porciones de ⅓ taza de 22 g cada una.

INFORMACIÓN NUTRICIONAL

	En base a 100 g	Porción sugerida*
Calorías	180,5	148
Proteínas	12,2	10
Grasas	12,5	10,3
Carbohidratos	4,8	4
Fibra	<1	<1
Colesterol (mg)	169,2	138,8
Sodio (mg)	135,6	111,2

*⅓ *taza de 22 g*

ÍNDICE

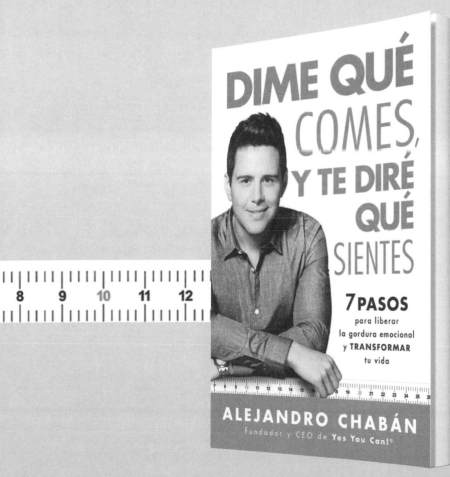